人民健康·名家科普丛书

泌尿系统常见疾病防与治

总主编　王　俊　王建六

主　编　徐　涛

副主编　于路平　王　起

　　　　杜依青　　张晓威

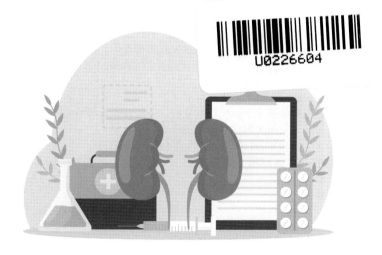

U0226604

科学技术文献出版社
SCIENTIFIC AND TECHNICAL DOCUMENTATION PRESS
·北京·

图书在版编目（CIP）数据

泌尿系统常见疾病防与治 / 徐涛主编. —北京：科学技术文献出版社，2024.6

（人民健康·名家科普丛书 / 王俊，王建六总编）

ISBN 978-7-5235-0779-7

Ⅰ.①泌… Ⅱ.①徐… Ⅲ.①泌尿系统疾病—防治 Ⅳ.① R69

中国国家版本馆 CIP 数据核字（2023）第 182121 号

泌尿系统常见疾病防与治

策划编辑：孔荣华 王黛君 责任编辑：王黛君 宋嘉婧 责任校对：张吲哚 责任出版：张志平

出 版 者	科学技术文献出版社	
地 址	北京市复兴路15号 邮编 100038	
编 务 部	（010）58882938，58882087（传真）	
发 行 部	（010）58882905，58882868（传真）	
邮 购 部	（010）58882873	
官 方 网 址	www.stdp.com.cn	
发 行 者	科学技术文献出版社发行 全国各地新华书店经销	
印 刷 者	北京地大彩印有限公司	
版 次	2024年6月第1版 2024年6月第1次印刷	
开 本	880×1230 1/32	
字 数	58千	
印 张	3.25	
书 号	ISBN 978-7-5235-0779-7	
定 价	38.80元	

编　委　会

丛书序

　　"健康所系，性命相托"，铮铮誓言诠释着医者的责任与担当。北京大学人民医院，这座百年医学殿堂，秉承"仁恕博爱，聪明精微，廉洁醇良"的百年院训，赓续"人民医院为人民"的使命，敬佑生命，守护健康。

　　人民健康是社会文明进步的基础，是民族昌盛和国家富强的重要标志，也是广大人民群众的共同追求。党中央把保障人民健康放在优先发展的战略位置，注重传播健康文明生活方式，建立健全健康教育体系，提升全民健康素养。北京大学人民医院勇担"国家队"使命，以守护人民健康为己任，以患者需求为导向，充分发挥优质医疗资源的优势，实现了全员时时、处处健康宣教，以病友会、义诊、讲座多渠道送健康；进社区、进乡村、进企业、进学校、上高原，足迹遍布医联体单位、合作院区，发挥了"国家队"引领作用；打造健康科普全媒体传播平台，将高品质健康科普知识传递到千家万户，推进提升了国民健康素养。

　　在建院 105 周年之际，北京大学人民医院与科学技术文献出版社合作，25 个重点学科、200 余名资深专家通力打造医学科普丛书"人民健康·名家科普"。丛书以大数据筛查百姓常见健康问题为基准，结合北京大学人民医院优势学科及医疗特色，传递科学、精准、高水平医学科普知识，提高公众健康素养和健康文化水平。北京大学人民医院通过"互联网＋健康科普"形式，构建"北大人民"健康科普资源库和健康科普专家库，为实现全方位、全周期保障人民健康奠定并夯实基础；为实现"两个一百年"奋斗目标、实现中华民族伟大复兴贡献"人民"力量！

王俊　　王建六

　　泌尿系统疾病在全球范围内都属于常见病，泌尿外科医生几乎每天都要处理很多患有泌尿系统疾病的患者，尤其是像前列腺增生、输尿管结石这类良性疾病，既有着困扰患者的症状，还有着反复发作的特点，所以对于普通大众而言，如何预防或减少这类疾病的发生，就显得尤为重要。对于一些泌尿系统肿瘤，比如前列腺癌，在欧美国家的男性中，是属于发病率第一的疾病，随着经济发展及生活习惯的变化，我国的前列腺癌发病率也随着年龄的增加而逐年增加。另外，膀胱癌在我国患者中的发病率也是较高的，泌尿系统肿瘤通过早期的诊断和治疗就可以达到很好的治疗效果，所以对于这类肿瘤的早发现、早治疗就显得尤为关键。本书主要聚焦于泌尿系统常见病的预防与治疗。

　　医学图书的专业性极强，医学专业的书籍对于普通读者而言是比较难以阅读和理解的，但无论是健康或者疾病，医学与人们的生活息息相关。普通大众对于医学相关的疑问总是不断涌现，而解答这些疑问过于专业就会显得深奥难懂，所以，本书不是单纯的进行医学知识的讲授，而是采用问答的方式进行疾病的叙述。我们收集了广大读者对于疾病最常见的疑问，然后一一进行回答，同时尽量避免过于专业的术语和描述，应用举例或打比方的方式，用通俗的语言进行回答。本书力图做到应用直接、通俗的方式解答读者心中的医学疑问。

目前国内的医疗水平正在飞速提升，医学观念更关注于疾病的预防，所以，提高普通大众对疾病的认识，不仅有助于疾病的预防，也可以帮助患者在早期出现症状时，及时就诊进行早期诊断，从而提高疾病的治疗效果。所以，本书的初衷就在于提高读者对泌尿系统疾病的科普性认识，从通俗的语言出发，以问答的方式，让读者对泌尿系统常见病有基本的了解，对于疾病的预防有正确的认识，避免一些错误的方式进行疾病的治疗。

希望本书的出版能够帮助读者在获得知识的同时，了解医学的特点，感受疾病的多样性与复发性；希望能够借此类科普性医学图书，帮助更多的读者及患者获得正确的疾病认知和治疗。

徐涛

目 录

●●●

第二章

第三章
前列腺癌⸻**35**

● ● ●

第四章

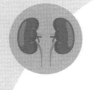

▶ ▶ ▶ 第一章

前列腺增生

Q: 什么是前列腺？

　　前列腺是男性特有的生殖器官，位于盆腔内，毗邻直肠，衔接膀胱与尿道，在体外是无法观察或触摸到的，但是通过直肠的指诊，可以在直肠的前方触摸到前列腺，正常前列腺质韧，大小约和栗子一样，随着年龄增加，前列腺逐渐增大，老年男性的前列腺体积增大可达到鸡蛋大小，特别大的前列腺甚至可以达到鸭蛋大小。前列腺主要的功能是分泌前列腺液，在性行为的过程中分泌的前列腺液起到润滑和运送精液的作用，精液是通过前列腺后方的输精管和射精管流出体外的，所以，前列腺主要是一个与性功能相关的器官。前列腺本身并不参与排尿的过程，但是如果前列腺增生，腺体会阻挡尿道，导致排尿不畅，这就影响了排尿过程。

Q: 什么是良性前列腺增生？

　　前列腺增生是前列腺腺体不断生长，前列腺体积变大，腺体的数量变多，形成了前列腺增生样改变。这种改变是随着年龄的增加逐渐发生的，在雄激素的刺激下逐渐改变的，这种前列腺腺体的增生是有序的改变。前列腺可分为外周带、中央带、移行带和尿道周围腺体区。前列腺增生首先发生于前列腺的尿道旁移行带，前列腺增生的发病率随年龄的增长而增加，最初通常发生在 40 岁以后，到 60 岁时的发病率大于 50%，80 岁时高达 83%。随着年龄的增长，排尿困难等症状也随之增加。

Q: 前列腺增生早期有哪些症状？

　　前列腺增生引起的下尿路症状主要表现为储尿期症状、排尿

期症状、排尿后症状及相关并发症。尿频是前列腺增生患者最常见的早期症状，夜尿增多更为明显，并可出现急迫性尿失禁等症状。早期还可以出现尿线分叉、尿不尽感，同时伴有尿频或者夜尿次数增加。排尿困难是前列腺增生最重要的症状，其严重程度随着病情的进展而缓慢发展，典型表现是排尿迟缓、断续、尿流细而无力、射程短、终末滴沥、排尿时间延长、腹压排尿及尿不尽感。尿频是一种患者的主观感受，可以理解为患者主观感觉排尿次数过于频繁。成人 24 小时排尿次数达到或超过 8 次，夜尿次数大于等于 2 次，而且每次尿量小于 200 mL 时，考虑为尿频。尿频的原因很多，饮水增加、尿路感染导致炎症刺激、膀胱容量减少、神经精神紧张等均可引起，前列腺增生所致尿频多由排尿后残余尿量增加引起膀胱内容量相对减少导致，膀胱颈部炎性刺激及敏感性增加也可导致尿频。

Q: 前列腺增生的典型症状有哪些？

增生的前列腺腺体向其包绕尿道的方向突出，使尿道前列腺部伸长、弯曲、受压变窄，尿道阻力增加，引起排尿困难。此外，前列腺内尤其是围绕膀胱颈部的平滑肌中含有丰富的 α 肾上腺素能受体，这些受体的激活使该处平滑肌收缩，可明显增加尿道前列腺部的阻力。夜尿增多也是前列腺增生的典型症状之一，是指患者每晚排尿次数达到或超过 2 次，因有尿意而需从睡眠状态中觉醒并进行排尿。由于患者在白天注意力分散，使得产生尿意的阈值较高，所以夜尿增加往往在白天排尿次数还未明显增多时就会提前出现，换言之，夜尿次数增多在老年男性中很可能是前列腺增生的一种早期症状，此时来医院诊治就能早期对疾病进行治疗和控制，有利于及早保护膀胱功能。

Q: 前列腺增生的高发人群有哪些?

高发人群主要是老年男性，一般在 40 岁以后男性就会开始发生前列腺增生，而且随着年龄增大，一般排尿困难的症状会逐渐明显。年龄是前列腺增生发病的基本条件之一。有研究显示，40 岁以后，虽然年龄对平滑肌和腺体成分在前列腺中所占比例无明显影响，但上皮和间质成分受年龄的影响较大，随年龄的继续增加，上皮含量减少，而间质成分则增加，间质增生速度明显高于上皮的增生速度。40 岁以后，前列腺组织中间质成分相对比上皮组织更活跃，而发生前列腺增生时，主要表现为间质增生。当然，40 岁并非是一个绝对界限，它只是代表了人的一个重要的年龄阶段。

Q: 前列腺增生和前列腺炎有什么区别?

前列腺增生是由前列腺腺体的增大导致的，而前列腺炎是一种炎症反应导致的前列腺充血水肿，从症状上来看，前列腺增生主要症状是排尿不畅，而前列腺炎更多表现为会阴部的不适或者疼痛，排尿不畅的症状比较轻，而且随着生活习惯改善，一般可以逐渐恢复正常。前列腺炎是多种原因引起前列腺免疫及神经、内分泌发生错综复杂的病理变化，导致以尿道刺激症状和慢性盆腔疼痛为主要症状的疾病。前列腺炎的临床表现多样化，可出现会阴、耻骨上区、腹股沟区、生殖器疼痛不适；也可有排尿时烧灼感、尿急、尿频、排尿疼痛等尿道症状，伴有排尿终末血尿或尿道脓性分泌物；急性感染则可伴有寒战、发热、乏力等全身症状。虽然它不是一种直接威胁生命的疾病，但严重影响患者的生活质量。

Q: 前列腺增生患者需要注意饮食吗?

前列腺增生的患者一般在饮酒后容易出现尿潴留或排尿症状加重的情况，所以对于前列腺增生有症状的患者，建议控制饮酒，尽量清淡饮食。不可能通过吃一种食物或几种食物轻易阻止良性前列腺增生的发生或减轻其症状，养成健康的饮食习惯可有一定帮助。吃大量的谷物和肉类的男性患前列腺增生的风险较高。预防前列腺增生和减轻症状最好的饮食模式应当是：淀粉和肉类食物占的比例很低，蔬菜和多不饱和脂肪酸占比较高，饮酒要适量。根据美国梅奥诊所的数据，通过调整饮食结构可以帮助改善前列腺健康和缓解症状。某些维生素和矿物质丰富的饮食可以帮助保持健康，并降低发生前列腺增生的风险。超重也是前列腺增生的一个危险因子，所以减少摄入能量密度高的食物，选择营养价值丰富的食物是减轻体重和减少相应风险的一个好方法。

Q: 前列腺增生与饮酒有关系吗?

前列腺增生的发生与饮酒并无关系，它是一个正常的生理过程，随着年龄增加而发生。但是饮酒后会加重前列腺充血，使得原本增生的前列腺体积变得更大，导致尿路梗阻更加明显，从而发生急性尿潴留或者排尿困难的症状。所以，对于有前列腺增生的男性，我们建议尽量减少饮酒，即使饮酒也应该控制酒量，尤其是对于发生过排尿困难甚至尿潴留的患者，应该避免饮酒，否则可能会再次出现尿潴留或者排尿费劲的情况。当然，前列腺增生的发病机制本身与酒精没有关系，饮酒并不会导致前列腺增生，它只是会刺激前列腺充血导致排尿困难的症状加重。

Q: 如何判断自己是否有前列腺增生？

男性在 50 岁以后，前列腺都会开始有增生的生理变化，但一般没有症状或者症状比较轻微，随着年龄增长，如果出现了排尿无力或者尿不尽感、夜尿增加等症状，基本上可以判断是前列腺增生引起的。其次，通过一些简单的检查，如前列腺触诊或者前列腺 B 超，可以诊断是否有前列腺增生。目前在临床上推荐采用经直肠前列腺 B 超检查，B 超检查不但可以测出前列腺的形态、大小及性质，还可以分析腺体内部组织结构，提供鉴别诊断的依据，还可测定残余尿量，残余尿量在 100 mL 以上时，其准确率可达 97% 以上，经腹部 B 超还可同时测定是否合并尿路结石及有无肾积水存在。前列腺增生患者排尿时声像图可以探测尿道内的变形、移位，进而反映膀胱出口梗阻的动态改变。前列腺增生症的 B 超图像可反映其病变发展变化的情况，对前列腺恶性肿瘤的鉴别诊断符合率可高达 80%。

Q: 前列腺增生的危害大吗？

前列腺增生的危害主要取决于有无症状，如果没有症状或者症状轻微，前列腺增生没有危害，但是如果排尿困难症状明显，甚至发生尿潴留等，则危害会增加。

Q: 前列腺增生患者需要注意哪些并发症?

（1）尿路感染：俗话说，"流水不腐"，前列腺增生患者由于持久的尿流不畅，往往有不同程度的尿潴留情况，膀胱内的残余尿液不能及时排出，就如一潭死水，为细菌的生长和繁殖提供了良好的环境，因此容易出现尿路感染。

（2）膀胱结石：在尿路通畅的情况下，膀胱内一般不会长出结石。即使有结石从输尿管掉到膀胱里也能随尿液排出。患前列腺增生的老年人就不同了，由于尿路梗阻的存在，尿液不能及时从膀胱内排出，久而久之会导致膀胱结石的出现。

（3）血尿：增生的前列腺血供丰富，前列腺尿道部表面黏膜常伴有粗大血管，当较大的血管破裂时，可发生不同程度的无痛性肉眼血尿，这种血尿有时较严重，可在膀胱内凝成血块，堵塞尿道，引起膀胱填塞、尿潴留。持续的血尿甚至可能导致患者贫血，危及生命。

（4）肾功能减退：长期的前列腺增生、尿潴留导致膀胱内残余大量尿液，膀胱持续处于扩张状态。如梗阻长期不能解除，膀胱逼尿肌萎缩，失去代偿能力，收缩力减弱，导致膀胱不能排空而出现残余尿。随着残余尿量增加，膀胱壁变薄，膀胱无张力扩大，最终导致尿液反流，引起上尿路的积水，损害肾脏的正常功能，引起肾功能减退。

（5）尿失禁：尿失禁是良性前列腺增生患者急需手术干预的指征之一，尿失禁被认为是继膀胱过度扩张或膀胱逼尿肌不稳定后产生的并发症，由前列腺增生导致的尿失禁多为充盈性尿失禁，患者多在夜间出现尿道口溢尿表现，常无法自行控制。

（6）其他：长期排尿困难导致腹压增高，还可引起腹股沟疝、内痔与脱肛等。因此对于前列腺增生合并疝气、痔疮的患者，应首先解除前列腺问题，然后再解决其他问题，以防病情复发。

Q: 前列腺增生手术后还会发生前列腺癌吗？

前列腺增生发生在前列腺的移形带，也就是前列腺的内核部位，这个部位发生了增生，所以会产生排尿困难的症状，比如尿线细或者尿不尽。而前列腺癌发生在前列腺的外周带，也就是前列腺的外围。前列腺增生的手术是通过尿道镜在尿道内切除增生的前列腺腺体，并不是完全切除前列腺，而且不干预前列腺的外围，不难看出，即使做了前列腺增生的手术，只是切除了前列腺的内核，前列腺的外围还是有发生前列腺癌的可能。所以，从理论上讲，前列腺增生手术后还可能发生前列腺癌，而且增生的区域被切除掉了，后续还是有再增生的可能，前列腺的器官还是整体存在的，并不影响前列腺癌的发生。对于需要定期检查的患者，还是需要复查 PSA 等指标来筛查前列腺癌。

Q: 如何早期发现前列腺癌？

直肠指诊联合 PSA 检查是目前公认的早期发现前列腺癌最佳的初筛方法。直肠指诊是指医生示指伸入患者肛门内触摸前列腺，感受其大小、形态、质地、中央沟、是否有硬结等，根据经验判断是否有前列腺增生或癌变可能。PSA 对前列腺癌的诊断有较高的特异性。最初可疑前列腺癌通常先行直肠指诊或血清 PSA 检查，之后再决定是否进行前列腺穿刺活检（前列腺穿刺活检取得病理学诊断可确诊前列腺癌）。另外，联合经直肠前列腺 B 超可增加对前列腺肿瘤的检出率。部分前列腺肿瘤患者可能表现为前列腺孤立性结节，经血清 PSA 及直肠指诊均未发现异常，但通过前列腺 B 超可发现异常，因此前列腺 B 超也应作为推荐使用的筛查手段之一。

Q: 前列腺增生会影响肾功能吗？

前列腺增生如果没有症状或者症状轻微，不会影响肾功能，但是随着前列腺增生的症状加重，会导致尿潴留，从而引起肾脏积水，这时就会影响肾功能，严重者可能会导致肾衰竭。尿潴留是指膀胱内充满尿液却不能排出，常常由排尿困难发展到一定程度而引起。尿潴留其实是前列腺增生导致排尿困难的严重阶段，前列腺增生的任何阶段中，均可因气候变化、劳累、饮酒、便秘、久坐等因素，使前列腺突然充血、水肿导致急性尿潴留。

Q: 如何判断前列腺增生是否严重？

IPSS 评分是国际前列腺症状评分的缩写，是目前国际公认的判断良性前列腺增生患者症状严重程度的最佳手段。医生可根据 IPSS 评分将患者的严重程度依据得分高低（总分 0 ~ 35 分）分为以下几度：轻度 0 ~ 7 分，中度 8 ~ 19 分，重度 20 ~ 35 分。采用 IPSS 评分可以帮助医生最大限度地了解患者的主观症状及患者目前受其影响的状况，与辅助检查相结合从而最大限度地评估患者的前列腺增生情况及进行下一步治疗的方案选择。

Q: 前列腺增生可以预防吗？

前列腺增生是男性正常的生理过程，无法预防。但是关注一些生活细节，能够在很大程度上减缓前列腺或者急性症状的发生。日常饮食中要多吃蔬菜和水果，以减少便秘的发生，降低前列腺出现充血的风险。喝水应适当，不宜喝水太多。尤其是老年人，晚上七八点以后到临睡前尽量少喝或不喝水，不要吃西瓜或喝含咖啡因的饮料，以免晚上尿量增加导致憋尿而使充盈的膀胱压迫前列腺，使其充血和不畅通，增加排尿困难的风险。生活规律，起居定时，每餐定量，对前列腺具有保护作用。白天多饮水多排尿，通过尿液经常冲洗尿道可帮助前列腺分泌物排出，以预防感染。不能过度憋尿，因为憋尿会导致前列腺包膜张力的增高，长此以往会加重前列腺增生。精神压力也不要过大，养成积极的生活态度。纠正憋尿、久坐、长期骑自行车、大量吸烟饮酒等不良生活习惯。男性一定要特别注意自己的个人卫生，做好相关的预防工作，保持良好的生活规律，杜绝不良的生活习惯和饮食习惯，定时去医院做相关检查，保障自己前列腺的健康。

Q: 患前列腺增生是否影响性生活？

前列腺增生为前列腺组织的良性增生，一般不会损伤阴茎的正常结构，也不会影响神经血管和内分泌功能，因此前列腺增生不会影响患者的性功能，有些前列腺增生的患者还会有性欲增强的表现。患前列腺增生后是否还能进行性生活应辩证地看待，一方面性生活可以加重前列腺局部的充血，引起局部腺体进一步增

11

大，进而加重排尿困难的症状，严重时甚至可以引起尿潴留；另一方面如过度禁欲，会使外生殖器性敏感增强，引起勃起，更容易造成前列腺的反复充血，加重前列腺增生。因此，前列腺增生患者应根据实际情况及病情轻重，适度调节性生活。如梗阻症状较轻，患者未发生尿潴留，可保持每月 2 ～ 3 次的性生活；如曾经发生过尿潴留或排尿困难明显，患者身体状况不佳，就应该禁止性生活。

Q: 导致前列腺增生的原因是什么？

前列腺增生是男性的正常生理过程，随着年龄的增加，前列腺会逐渐增大，主要是在雄激素的调节下，前列腺腺体不断生长，从而发生了前列腺的增生，如果雄激素的分泌较多或者调节异常，则会增加对前列腺的影响，使得前列腺更易发生增生，增生的体积更大，增长的速度比一般人更快。如果前列腺腺体不断发生增生，导致增生的部分阻挡了尿液正常的排出，最终会引起一系列排尿异常的症状。所以，前列腺增生是一个正常的生理过程，是随着年龄增加而发生的一系列改变，只有当这种改变影响到正常的排尿时，我们才需要去治疗。

Q: 前列腺增生的表现有哪些？

前列腺增生的表现可以分为三大类。第一类是排尿时的症状，因为前列腺增生阻挡了尿液正常的排出，所以排尿时期的主要表现为尿线细、尿分叉、排尿不畅、尿中断、尿等待、排尿不尽等，这种表现一般出现在前列腺增生比较明显的时候，多于老年人常见，尤其是排尿等待及尿不尽比较困扰老年人。第二类症状是未排尿时的症状，比如尿频、尿急、夜尿增加，这些在非排尿期产生的症状更易出现在前列腺增生的早期，而且症状比较影响生活，尤其是夜尿增加，会明显影响患者的睡眠质量。第三类症状是由前列腺增生导致其他疾病产生的症状，比如反复的尿路感染，因为排尿不尽容易导致尿路感染，所以一部分前列腺增生的患者会出现反复的尿路感染；再比如膀胱结石，也是因为反复尿潴留导致的。总之，前列腺增生的表现主要是排尿不畅及尿频等，但也可能会有其他非排尿期的症状。

Q: **前列腺增生可以被治愈吗?**

前列腺增生是可以治愈的。前列腺增生如果没有产生明显的症状，则不需要治疗，因为这是一个正常的生理过程。对于有症状或者需要治疗的前列腺增生，无论是通过药物治疗还是手术治疗的方式，前列腺增生都是可以被治愈的，药物治疗的效果也是比较显著的，目前绝大多数的患者都是依靠药物就能够治疗前列腺增生，虽然药物治疗需要长期终身服用，但是药物的副作用小，一般患者都是可以接受的。手术的治疗效果也是比较明显的，基本上经过手术治疗后，排尿的症状都能够得到明显的改善，也不再需要药物治疗。值得一提的是，前列腺增生如果引起了排尿困难等症状，如果长期不干预，最终导致尿潴留，从而影响膀胱功能，这个时候会产生不可逆的影响，前列腺增生就无法治愈了。

❓ 前列腺增生会增加前列腺癌的发病风险吗？

不会，前列腺增生与前列腺癌不是一回事。前列腺增生是一个正常的生理过程，随着年龄增加及雄激素的不断刺激，导致腺体正常增生，虽然增生会产生一些排尿异常的症状，但是这种增生不会发生恶变。而前列腺癌是因为前列腺的细胞发生了癌变，恶性增长，会危及生命，如果不及时处理就会导致扩散或者转移。相比而言，前列腺增生基本会发生在所有男性中，但是，前列腺癌的发生率远远低于前列腺增生，虽然两者都和激素、年龄相关，而且随着年龄增加，前列腺癌的发病率也会增加，但是前列腺癌的发生与前列腺增生没有关系。

❓ 前列腺增生的手术大吗？需要开刀吗？

前列腺增生的手术属于微创手术，基本上都是经过尿道置入一个尿道电切镜，在尿道内进行前列腺切除，不需要开刀，从外观上看基本没有伤口，手术时间不长，术后第 2 天就可以正常活动，术后恢复也比较快，绝大多数老年男性都能耐受手术。而且现在的设备和技术更加先进，手术的时间更短，出血量很少，术后出现并发症的概率也很低，所以，前列腺增生的手术不仅微创，而且风险小，术后恢复效果也很明显。

❓ 治疗前列腺增生是吃药好还是做手术好呢？

绝大多数前列腺增生的患者通过口服药物来治疗就能够很好地改善症状，只要通过药物治疗能够达到满意的效果，而且能够改善排尿困难的症状，那么就可以只进行药物治疗，当然有些患者对药物不能耐受，有一些副作用，那就只能通过手术治疗来解决问题。也有一部分患者，药物治疗的效果不佳，或者症状很明显，并且存在一些并发症，那么这类患者就需要进行手术治疗。因为药物治疗是需要常年服用、不能间断的，所以有一些不愿服用药物的患者也可以选择手术。总体来讲，药物和手术治疗都能够达到治疗的效果，手术的效果更加立竿见影，药物治疗更加安全，可以根据患者具体的症状和需求来选择合适的治疗方式。

Q: 出现尿频、尿急就是前列腺增生导致的吗？

尿频、尿急的确是前列腺增生的其中一个症状，主要是由前列腺腺体的增加及排尿不畅导致膀胱功能紊乱所致，很多前列腺增生的患者都会出现，而且往往还会出现排尿困难、尿等待、尿线细、尿分叉等症状，而且尿频多以夜尿增加为主要表现。但是，尿频、尿急也常见于泌尿系统其他疾病，比如尿路感染、膀胱过度活动症等。这些疾病也会出现尿频、尿急的症状，尤其是尿路感染，是很常见的泌尿系统疾病，除了尿频、尿急，还有尿痛等症状，发作时尿频、尿急的症状会比较明显。所以，尿频、尿急的出现主要是由泌尿系统疾病导致的，可能与前列腺增生相关，但也可能是由其他泌尿系统疾病引起的，在临床中我们还需要经过进一步的检查来判断具体的原因。

Q: 老年人出现排尿不畅就需要治疗吗？

老年人随着年龄的增加，前列腺增生的症状也会逐渐明显，随着前列腺体积的逐渐增大，绝大多数老年人都会在较年轻时出现排尿不畅的症状，排尿不畅的早期主要是尿线细，可能还会合并尿分叉、尿等待、尿不尽等，但是并不是所有排尿不畅都需要立即干预，是否需要干预一般取决于是否明显地影响生活质量，比如是否有尿频或者夜尿次数增加，导致睡眠质量差，无法正常完成日常活动等，或者比如检查是否有较多的残余尿量，因为较多的残余尿量会导致尿路感染或者膀胱结石等并发症，而这些都决定了是否需要立即进行治疗。如果症状不重，或者症状出现的时间很短，并且没有影响正常的生活活动，可以先选择观察。如果症状一旦加重，则需要进一步治疗。

Q: 手术治疗前列腺增生会影响性功能吗？

手术治疗前列腺增生主要是经过尿道对前列腺进行切除，只干预了前列腺的部分腺体，并不影响人体的其他部位，也不会影响支配性功能的神经及器官，基本上不会影响到性功能，但是，有一点需要注意，就是前列腺增生术后会出现逆行射精的情况，也就是射精过程中，精液先不排出体外，而是经过前列腺切除的凹陷区域进入膀胱，再随着尿液排出体外。这个改变并不影响性功能，只是因为前列腺术后形成了一个前列腺的凹陷，精液在排出的过程中，前列腺凹陷使得精液更容易进入到膀胱，所以精液逆行进入了膀胱，这只是改变了精液排出的方式，并没有影响到性功能。

Q: 有什么方法能够防止排尿不畅的症状继续加重？

早期进行药物干预，可以防止排尿不畅的症状继续加重，一般针对有症状的患者，建议早期长期坚持用药，可以避免远期发生并发症及进行手术。在没有前列腺手术绝对适应证的患者中，药物治疗已经成为首选治疗方法。接受药物治疗的理想人选是由于下尿路症状的困扰而使生活质量降低的患者，单纯症状评分高的患者并不一定必须接受药物治疗，造成显著困扰的下尿路症状才是促使患者下决心接受长期药物治疗的主要原因。所选择的药物必须有效而且具有较小的副作用。治疗的短期目标是缓解患者的下尿路症状，长期目标是延缓疾病的临床进展和预防并发症的发生。在减少药物治疗副作用的同时保持患者较高的生活质量是药物治疗的总体目标。药物治疗不适用于有手术适应证的患者。

Q: 前列腺增生要做什么检查？

（1）尿流率：尿流率是指单位时间内自尿道外口排出的尿量，单位为 mL/s，尿流率轨迹亦称尿流率曲线。常见的参数有最大尿流率、平均尿流率、排尿时间及尿量等，其中最大尿流率为最重要的指标。前列腺增生所致膀胱出口梗阻时，曲线可见低丘斜坡型、不规则低平曲线或重度低平曲线。但在前列腺增生早期，尽管已有膀胱出口梗阻，因膀胱逼尿肌功能代偿性增强，尿流率可正常。

（2）膀胱功能测定：测定膀胱内压与容积间的关系可反映膀胱的功能。

（3）尿道功能测定：尿道功能测定包括反映尿道控制尿液总体能力的尿道压力分布图及反映尿道周围横纹肌功能的尿道外括

约肌肌电图测定。

（4）超声检查：经腹部B超在测定前列腺的同时，还可测定残余尿量，残余尿量在100 mL以上时，其准确率可达97%以上，但残余尿量太少时测量不够准确。用B超测定残余尿量对患者无损伤，避免了导尿可能引起的感染和危险，可多次重复检查。此外，经腹部B超还可同时测定是否合并尿路结石及有无肾积水的存在。

Q: α受体阻滞剂治疗前列腺增生有什么不良反应？

α受体阻滞剂的作用是缓解膀胱出口梗阻症状，故适用于有下尿路症状的前列腺增生患者。而对于患者来说，由于每个人的身体情况不同，其所选用的药物也应该有所区别。α受体阻滞剂具有起效迅速的特点，对于患者膀胱出口梗阻效果显著，但其也有许多的不良反应，最常见的不良反应是降低血压，导致患者出现直立性低血压。对于既往有低血压的患者不建议采用强效的受体阻断剂，对于血压较低的患者可选择使用高选择性α受体阻滞剂，如坦索罗辛，该类药造成的低血压比例相对较低。当然，有不少患者对一种α受体阻滞剂具有耐药性，因此需要更换其他的药物进行治疗。总体来说推荐坦索罗辛、多沙唑嗪、阿夫唑嗪和特拉唑嗪用于治疗前列腺增生，萘哌地尔等其他药物也可选择应用。

Q: 前列腺增生引起尿潴留后该如何处理？

前列腺增生发生急性尿潴留时应及时引流尿液。首选置入导尿管，置入失败者可行耻骨上膀胱造瘘。一般留置导尿管3～7

天，如同时服用 α 受体阻滞剂，可提高拔管成功率。拔管成功者，可继续接受前列腺增生药物治疗。拔管后再次发生尿潴留者，应择期接受外科治疗。前列腺增生后长期膀胱出口梗阻、慢性尿潴留可导致输尿管扩张、肾积水及肾功能损害。如肾功能正常，可行手术治疗；如出现肾功能不全，应先引流膀胱尿液，待肾功能恢复到正常或接近正常，病情平稳，全身状况明显改善后再择期手术。

Q: 患前列腺增生吃什么药？吃药多久才能有好转？

目前临床上用于治疗前列腺增生的药物主要包括 α 受体阻滞剂、5-α 还原酶抑制剂、植物制剂和中药几大类。α 受体阻滞剂是前列腺增生的主要治疗药物之一。当我们应用 α 受体阻滞剂时，该药物作用于膀胱出口处，使该处平滑肌松弛，从而缓解膀胱出口动力性梗阻，也缓解了前列腺增生的症状。一般吃药 1 周以后就可以见到效果，大部分人口服药物治疗数周后就能明显好转。5-α 还原酶抑制剂可抑制血浆内睾酮向双氢睾酮转化，降低前列腺内双氢睾酮的活性及其生物效应，缓解良性前列腺增生，是良性前列腺增生临床治疗的首选药物。植物类制剂含植物固醇，能干扰腺体的前列腺素合成和代谢，降低性激素结合蛋白浓度，且有利尿、杀菌、抗炎、减轻前列腺组织充血的作用，因而可缓解前列腺增生症状。中医中药治疗良性前列腺增生有许多独到之处。中医认为前列腺增生多为湿热下注、瘀血凝聚所致，故多采用清热通淋、活血化瘀的原则配伍用药，无明显毒副作用，但作用较慢，需长期服用，部分患者也可达到治疗的目的。

Q: 前列腺增生什么情况下需要进行手术治疗？

前列腺增生患者出现以下情况时适合接受手术治疗。

（1）排尿困难或异常的症状已明显影响生活质量，尤其是药物治疗效果不佳或拒绝接受药物治疗者。

（2）当前列腺增生导致以下并发症时：①反复尿潴留，至少在一次拔管后不能排尿或发生两次尿潴留；②反复血尿，药物治疗无效；③反复尿路感染；④膀胱结石；⑤继发性上尿路积水（伴或不伴肾功能损害）。

（3）前列腺增生患者合并膀胱大憩室、腹股沟疝、严重的痔疮或脱肛，临床判断不解除下尿路梗阻难以达到治疗效果者。

（4）残余尿明显增多以致充溢性尿失禁的良性前列腺增生患者。

Q: 前列腺增生手术治疗的方法有哪些？

常见的前列腺增生切除方法包括以下两类。

第一类是传统的开放性前列腺切除术，有以下几种：①耻骨上经膀胱前列腺切除术；②耻骨后前列腺切除术；③经会阴前列腺切除术等。目前由于技术的进步，开放性手术在临床上应用较少，多用于合并膀胱结石及前列腺过大的患者或不适用微创手术的患者。

第二类是经尿道的前列腺切除手术。以经尿道前列腺电切术为首的微创治疗已经成为目前前列腺切除术的"金标准"。经尿道前列腺激光切除术，前列腺汽化术，经尿道红激光、绿激光、2微米激光切除术，纽扣电极切除术，经尿道前列腺切开术，前列腺剜除术及其他前列腺乙醇消融术等手术都是由此衍生出的微创手术。

Q: 经尿道前列腺电切术与开放手术相比有哪些优势？

经过数年的研究与探索，目前经尿道前列腺电切术作为治疗前列腺增生的一种方式在全世界已经普及，被公认为是治疗前列腺增生症的"金标准"。对 IPSS 评分很高，膀胱不能完全排空造成的反复尿路感染，或者通过尿流动力学监测发现有梗阻的患者更加适合行前列腺电切术。该手术具有损伤小、痛苦少、恢复快、手术适应证多的优点，但其需一定的设备，且对术者技术要求较高。绝大多数患者可以接受经尿道前列腺电切术，但是并不是所有患者都可以接受此手术。如果患有心脑血管疾病、呼吸系统疾病、严重肝肾功能不全、全身出血性疾病、严重糖尿病、急性泌尿生殖系统感染等，是不适合做手术的。

Q: 前列腺手术术后会有哪些并发症？

前列腺手术的术后并发症主要有以下几种。

（1）出血：术后 24 小时内出血主要原因有前列腺窝创缘止血不彻底、前列腺窝与膀胱隔离不全、气囊导尿管安放位置不当。

（2）膀胱痉挛：术后患者尿意频发，尿道及耻骨上区疼痛难忍，阵发，伴盆底及下肢肌阵挛。

（3）附睾炎：术后并发附睾炎是由后尿道细菌经精道逆行感染所致。

（4）排尿困难：前列腺切除术后一旦拔除导尿管，多能顺利排尿，少数患者排尿不畅或开始排尿顺利，数日后又逐渐出现排尿困难的情况。

（5）尿失禁。

（6）尿瘘：少数患者因导尿管引流不畅，膀胱切口愈合不良，于留置导尿管期间或拔除导尿管后发生切口漏尿。

（7）耻骨骨髓炎：较少见。可能与骨膜损伤、耻骨后间隙感染、前列腺周围静脉丛感染、血栓形成等因素有关。

（8）勃起功能障碍：耻骨上前列腺切除术及经尿道前列腺切除术后勃起功能障碍发生率约为16%和45%，而经会阴前列腺切除术后勃起功能障碍发生率为40%。

（9）静脉血栓形成：如切口显露欠佳，操作粗暴，造成髂静脉损伤，加上术后较长时间卧床，可导致髂静脉血栓形成，引起下肢水肿。

（10）其他：如切口感染、切口裂开、压疮、肺部感染、心功能不全及术后水、电解质及酸碱平衡失调等并发症。

⒬ 前列腺增生手术后会复发吗？

部分前列腺增生患者，在前列腺切除且症状消失多年之后，又重新出现了排尿不畅、夜尿次数增多、尿线变细等症状，去医院求治诊断为前列腺增生。由于其解剖结构特性，前列腺摘除后确实还可能复发。不过前列腺增生复发常在手术摘除前列腺多年以后才会发生，一般认为要经过10年以上。术后症状根本就未改善或者短期内又发生下尿路梗阻，不能称为复发。前列腺增生复发后的治疗，仍以手术切除为主。尽管第二次手术操作的难度明显超过第一次，而且患者年龄更大，合并症更多，但需要接受手术的患者不必过分忧虑。

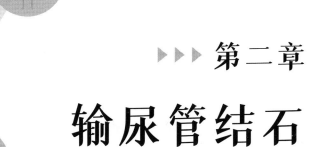

▶▶▶ 第二章

输尿管结石

Q: 输尿管结石是怎么得的?

　　输尿管结石是泌尿外科的一种常见疾病,它一般是由肾脏里的结石掉落到输尿管里形成的,根据结石的大小导致不同的结果,如果结石较小,就可以顺利排出体外,如果结石较大,就会嵌顿在输尿管里无法排出,同时也会产生明显的症状。

　　输尿管结石的病因比较复杂,引起的症状也比较多样。总体来讲此种疾病的致病因素有以下几点:①代谢异常:比如长期卧床、甲亢等患者尿中会出现钙增加的情况;痛风患者的尿酸排出也会增多,这些都会引起输尿管结石;②不良的饮食习惯:喝水过少、经常大量摄入动物蛋白的人更容易患此病,主要因为这些食物中含有大量的脂肪、嘌呤及草酸等,会影响尿结石的形成;③药物相关因素:长期服用大量含钙抗酸药物,容易使尿钙增多,导致结石的发生,常见的有维生素 D、维生素 C 与皮质激素等。

Q: 结石不痛是不是就可以不管了?

　　肾结石是比较常见的一类上尿路结石。结石不痛了有可能已经排出体外,患者完全康复所以不痛;有些结石如果停留在一个非梗阻的部位,如结石停留在肾盏之内或者停留在输尿管的某个宽敞部位或者进入膀胱,没有排出体外,此时一般不会产生疼痛;还有些时候结石停留以后没有造成输尿管的痉挛,但是结石也没有运动,没有导致输尿管梗阻,没有产生肾积水,则此时结石也不会产生任何疼痛,需要到医院进一步的检查明确。所以结石不痛也需要定期监测结石的变化,明确结石的大小、结石的数量、结石的位置及是否引起肾、输尿管扩张积水等问题。结石一定要早发现、早处理，特别是对于很多肾盏或者输尿管内的结石，它卡在肾盏、输尿管并不移动，不会导致疼痛，这样长期卡在某一部位，会出现结石逐步增大，导致肾脏积水加重，甚至最终导致肾衰竭。

Q: 怀孕期间得了输尿管结石怎么办？

输尿管结石是比较常见的一种病症，但是女性在怀孕期间出现输尿管结石是比较棘手的问题，由于怀孕的特殊性，治疗时用药、检查及各种治疗方法都受到了一定的局限。所以孕期输尿管结石，主要以保守治疗为主。孕妇如果得了输尿管结石，可以根据结石引起的症状来决定下一步治疗方案：如果结石体积不大且疼痛症状比较轻微，可以考虑多饮水、多运动，促进结石自行排出，疼痛即可缓解；如果结石较大，产生明显的疼痛或者肾积水明显，可以遵照产科医生建议，使用止痛药物，比如盐酸布桂嗪注射液减轻局部疼痛；当药物治疗无法缓解时，可以留置输尿管支架管来引流肾积水，等待分娩以后再处理结石。如果无法留置支架管且结石影响患者正常的怀孕生产，才选择进行手术治疗。

Q: 输尿管结石可以不通过手术自行排出吗？

输尿管结石一般是肾结石在排出过程中，暂时受阻在输尿管的狭窄处导致的。输尿管结石能否不做手术自行排出，取决于结石的大小、位置及是否产生梗阻等因素，临床上医生会根据具体情况选择治疗方法：如果输尿管结石的直径小于 0.6 cm，建议患者多喝水多运动，再辅以口服药物（一种为金钱草、肾石通之类的加速排石的药物，另一种为盐酸坦洛新缓释片等扩张输尿管的药物），输尿管扩张加上多喝水，通过水的冲刷及蹦跳等运动，小结石大多数都可以自行排出体外。患者需要注意定期复查，如果 3 天后结石还没能排出，则需要到专业的泌尿外科就诊，进行相应的处理，避免结石长期停留在体内。大于 0.6 cm 的结石自行排出体外的概率较低，难度比较大，建议采用体外冲击波碎石的方法来进行治疗，将结石打成小块排出，必要时需要手术干预。一般建议患者到专业的泌尿外科就诊以确定治疗方案。

Q: 输尿管结石治愈后如何预防复发？

泌尿系结石的生成受尿液酸碱度、尿路是否存在梗阻、尿路是否有异物及身体其他某些疾病的影响。如果患者生活上不加注意，已经治好的泌尿系结石就会复发。因此，做好预防结石复发的工作至关重要。预防输尿管结石的复发需要注意以下几点：①根据结石的成分，相应的进行饮食上的控制，比如草酸钙结石控制草酸和钙的摄入，比如尿酸结石需要辅助药物降低血和尿中的尿酸含量等。②多进行体育锻炼：加强锻炼能增强机体免疫能力和抵抗能力，降低患者的发病率。建议进行慢跑等有氧运动，改善病情的同时，还可以避免身体严重受损。③多喝水，增加液体的摄入能够增加尿量，从而达到降低尿路成分的过饱和状态，防止结石的复发。推荐每天液体摄入量为 2.5 ~ 3.0 L。④及时复查：在疾病治愈之后，还需要按时到医院复查，可以了解疾病是否得到了合理的控制。⑤注意控制原发的代谢性疾病，比如高血压、糖尿病、肥胖等，这些基础疾病需要进行有效的控制。对于反复得输尿管结石的患者应该定期复查 B 超。

Q: 得了输尿管结石，就一定会肾积水吗？

输尿管结石是否会引起肾积水与输尿管结石的大小以及是否出现梗阻等因素有关：如果输尿管结石的直径小于 0.6 cm，建议患者多喝水多运动，再辅以口服药物（一种为金钱草、肾石通之类的加速排石的药物，一种为盐酸坦洛新缓释片等扩张输尿管的药物），输尿管扩张加上多喝水，通过水的冲刷及蹦跳等运动，小结石大多数都可以自行排出体外，一般不会对肾功能产生较大的影响；但如果输尿管结石比较大，卡在了输尿管狭窄部位长期不能排出，引起输尿管梗阻，导致输尿管的尿液引流功能丧失，从而引起肾脏的积水，这会影响肾功能。肾脏积水加重最终会导致肾功能衰竭。一般临床上认为超过两周的完全梗阻就会引起肾功能的不可逆的损害，因此结石一定要早发现、早处理，进行泌尿系统 CT 检查，确定结石的具体位置及大小，进行相应的排石处理，防治对肾脏产生损害。

Q: 输尿管结石手术，会影响性功能吗？

输尿管结石手术不会对性功能产生影响。无论选择哪种方法，对患者的性功能都是没有影响的。性功能主要与年龄、患者自身体质、激素水平及慢性病等有一定的关系；结石的形成主要与饮食、饮水、环境、体质及个人因素等有关，二者之间没有必然联系。

Q: 怎么才能知道自己是否得了输尿管结石?

输尿管结石是尿路系统中的常见病症,输尿管结石根据结石位置的不同症状也有所不同,多有腰腹部绞痛及尿急、尿痛等,一般通过以下方式可以进行检查:①腰部叩压:患者如果存在输尿管结石,因为输尿管结石肾区的反射问题,可能会有腰背部的疼痛,这时候可以通过叩压检查法来进行检查,患者有明显的腰背部压痛感,说明尿路系统可能出现了结石或者其他炎症问题,这种情况下就需要患者进一步做腹部的彩超来确定病情。②腹部彩超:腹部彩超是输尿管结石的必要检查方法,通过腹部彩超检查能够清楚反映出是否有结石存在,以及结石的大小及中输尿管在的具体位置。如果出现输尿管梗阻的情况,彩超也能对梗阻情况做出检查。③ CT 检查:有些情况下彩超并不能检查得比较清楚,比如结石体积较小或处于输尿管的中下段等位置,此时可以进行腹部 CT 检查。④尿常规:因为输尿管结石会造成尿液中含有血液,所以进行尿常规检查也是诊断结石的一项必备检查。

Q: 输尿管结石需要手术治疗吗?

不是所有的输尿管结石都需要进行手术治疗,输尿管结石是否需要做手术,取决于输尿管结石的大小、位置及是否出现梗阻情况等。一般建议患者到专业的泌尿外科就诊以确定治疗方案。

Q: 什么是多发结石?

多发结石的概念包括多数量结石和多部位结石。多数量结石是指结石的数量超过 2 个,通常是指患者的膀胱内、输尿管内或肾盂内有多个结石；多部位结石是指患者的膀胱内、输尿管内、肾盂等多部位同时存在结石。结石的临床表现差异较大，主要取决于结石的病因、成分、大小、数目、位置、活动度及有无梗阻、感染等情况。如果全部位于肾当中叫作多发肾结石；如果位于肾及输尿管当中，可称为多发性肾输尿管结石。通常多发性结石与单发结石的处理原则不同，当出现泌尿系统的多发性结石后，需要进一步进行泌尿系统 CT 等检查，了解结石分布的情况及有无肾脏积水等情况的发生。针对结石的治疗，通常可采用体外碎石、经尿道输尿管软镜手术等方式进行治疗。在治疗的同时要多喝水、多运动，调整饮食结构，避免摄入高嘌呤的食物。

Q: 输尿管结石和年龄有关系吗？

输尿管结石和年龄没有直接关系，任何年龄段都有可能得输尿管结石。输尿管结石的典型特点就是发生率高且容易反复发作。想要根治输尿管结石，就要对这种疾病的诱因有深度的了解。大部分人患上输尿管结石主要是由不健康的生活习惯导致的，也有部分患者是由先天性诱因所导致。

Q: 输尿管结石和职业有关系吗？

输尿管结石的病因比较复杂，诸多因素中，结石的发病与一些特殊的职业及某些特定环境有着一定的联系。有资料显示某些职业与输尿管结石的发病相关，如高温环境下的工作者：炼钢工人、厨师、烧火及暴露作业人员等，因为高温环境下出汗多、机体脱水和尿液浓缩等原因，其结石发病率显著增加；再比如脑力劳动者：办公室工作者、教师、行政管理人员等多以脑力劳动为主的人群，其结石发病率高于体力劳动人群，这可能与脑力劳动人群活动明显减少，引起生活习惯、代谢异常等因素有关；特殊职业者：接触重金属的人群，由于机体代谢发生异常，也容易引起泌尿系统结石的发生；另外山区、沙漠、热带和亚热带地域输尿管结石的发病率较高，这主要与饮食习惯、温度、湿度等环境因素有关。无论哪种原因导致的结石疾病，每天保证足够量的水分摄入，不仅可以有效预防此种疾病，同时对于疾病的治疗也有着很好的辅助效果。

Q: 输尿管结石和季节有关系吗？

夏季通常是输尿管结石的高发季节。由于夏季天气炎热，人体运动量较多，出汗较多，而摄入的水分相对不足，体内容易缺水，尿液容易浓缩结晶沉积形成结石，进而发生尿路结石，特别是输尿管结石；其次，夏季光照时间长，人们大多穿短袖、短裤，使身体多数时间下暴露于阳光下，受到紫外线照射，紫外线照射皮肤会使体内维生素 D 和维生素 A 合成增多，二者可促进小肠吸收钙离子，由此尿液中钙排泄会随之增多，从而增加了尿路结石的概率；另外夏季不少人喜欢喝啤酒及饮料、吃烤串等，这些食物中含有大量的嘌呤、草酸、蛋白质和糖等，导致尿液中的钙、草酸及钠等含量增加，进而形成结石。应该注意在炎热的季节多喝水和进行适当运动，运动后，应及时补充水分，减少输尿管结石发生的概率。

Q: 输尿管结石和患多年痛风有关系吗？

输尿管结石和痛风是有一定的关系的。痛风是嘌呤代谢异常引起的一种疾病，在临床上主要表现为发作性关节疼痛、关节炎、肾脏损害、痛风结节或尿酸结石。痛风可以促进尿酸性结石的形成。高尿酸血症是痛风的发病基础，痛风患者多伴有不同程度的高尿酸血症，长期的高尿酸血症还可以沉积析出于泌尿系统，如膀胱、肾脏、输尿管等部位，形成尿酸性结石。若尿酸性结石体积逐渐增大，形成尿路梗阻，可以导致肾绞痛，甚至并发肾盂积水、严重尿路感染等。所以痛风患者除了正规治疗外，在饮食上还需要注意减少含高嘌呤食物的摄入，比如动物内脏、鱼虾类食物等。但尿酸性结石只是结石的一种，并非所有的结石均属于尿酸性结石。所以对于存在泌尿系结石的患者，应当在完善相关检查的情况下，由泌尿外科医生诊断结石性质，从而采取针对性治疗。

Q: 医生说我得了阳性结石，什么是阳性结石？

结石包括的范围比较广，可见于胆管、胆囊、尿道、膀胱、输尿管、肾等位置。阳性结石是医学上的一个概念，也就是在 X 线透视下表现为高密度影的结石，是含钙量高的结石。阳性结石的主要成分是钙或者尿酸结晶，通过 X 线或者是 CT 检查，可以清楚地显示结石的大小、位置。阴性结石是密度比较低的结石（在 X 线或者 CT 上不能显示），主要成分是胱氨酸或者蛋白质，只能够通过 B 超检查或者内镜检查才能发现。所以在泌尿系统结石的诊断上，通过腹部 X 线往往不能够确诊是否有结石，需要做泌尿系统的彩超和 CT 检查，这样诊断才比较准确。平时要多饮水，增加液体的摄入能够增加尿量，从而达到降低尿路成分的过饱和状态，预防结石的发生。

Q: 输尿管结石治愈后会影响正常工作吗？

输尿管结石一般是肾结石在排出过程中，在输尿管的狭窄处暂时受阻导致的。此疾病通常伴有明显的症状，如肾绞痛、血尿，还常造成梗阻和肾积水等情况。输尿管结石治愈后是否影响正常工作取决于输尿管结石手术的方式及个人体质。如果采用的是单纯的体外震波碎石，碎石排出后就痊愈了，也不影响患者的工作和生活；如果是经尿道输尿管镜碎石，由于需要在输尿管内留置输尿管支架管，该支架管一般需要 2 ~ 4 周拔出。在拔除输尿管支架管之前，如果不进行较重的体力工作，影响并不大。如果是活动量比较大的工作，比如行走过多、反复提重物等需尽量避免。

Q: 输尿管结石绞痛发作时，患者为什么会出现恶心和呕吐呢？

输尿管结石引起的恶心及呕吐，主要是由于输尿管上段的结石刺激输尿管痉挛，这时支配输尿管上段的神经经过腹腔神经节以后，与腹腔支配的神经之间存在一些交通支，因此会引起腹腔神经的过度反应进而造成胃肠道的痉挛，患者表现出恶心、呕吐的症状。这属于输尿管上段结石和肾脏结石发生急性绞痛时的一些伴随症状，临床上比较常见。通过体外碎石治疗、药物排石治疗及有效的镇痛及止吐治疗后，患者绞痛伴有的恶心及呕吐症状会得到缓解。对于输尿管结石患者来说，平时一定要多饮水，这是最简单、最有效的预防方法。要养成多喝水的习惯，主动多饮水，而不是等渴了再喝，同时要注意饮水的质量。尿量少是尿路结石形成最主要的原因之一，增加液体的摄入量能够增加尿量，从而达到改善尿路成分的过饱和状态的目的，防止结石发生。

Q: 肾和输尿管都有结石，应该优先治疗哪一个？

肾结石和输尿管结石都是比较常见的疾病，输尿管结石一般是肾结石在排出过程中，在输尿管的狭窄处暂时受阻导致的。一般情况下，同侧的肾和输尿管结石可以同期治疗。如果不能同期治疗，原则上应该先治疗输尿管结石，因为输尿管结石会引起输尿管梗阻，从而产生肾积水而导致肾功能损伤。而且输尿管的结石如果没有排出，肾脏结石也不容易排出，甚至在治疗的过程中，结石完全累积在输尿管之内，此时往往更难处理。无论哪种结石，对于患者来说，平时一定要多饮水，这是最简单、最有效的预防方法。要养成多喝水的习惯，主动多饮水，而不是等渴了再喝，同时要注意饮水的质量。尿量少是尿路结石形成最主要的原因之一，增加液体的摄入量能够增加尿量，从而达到降低尿路成分的过饱和状态，防止结石的发生。

第三章

前列腺癌

Q: 什么是前列腺癌?

前列腺是男性生殖系统的重要器官，位于膀胱和尿道之间。前列腺恶性肿瘤主要包括起源于前列腺上皮细胞的前列腺癌和起源于前列腺间叶细胞的前列腺肉瘤，其中前列腺癌占据绝大多数。前列腺癌根据病理类型又可分为腺癌、导管腺癌、尿路上皮癌、鳞状细胞癌等，其中前列腺腺癌占所有前列腺癌的 95% 以上。因此，我们通常所说的前列腺癌即指的前列腺腺癌。

Q: 前列腺癌会不会遗传?

前列腺癌的发生与遗传因素有关，一般直系亲属得过前列腺癌的男性，发生前列腺癌的概率比普通人要高，我们会建议有前列腺癌家族史的男性在 40 岁以后需要注意监测前列腺癌的各项指标。

Q: 前列腺癌会不会传染?

前列腺癌并不是一种传染性疾病，不会将癌细胞从患者身上通过某种途径传染给他人。

Q: 前列腺癌的早期症状有哪些?

前列腺癌早期一般没有症状，往往是通过体检发现的前列腺癌，而排尿不畅或者尿频等症状一般是前列腺增生导致的，这本身和前列腺癌关系不大。但是，前列腺癌一般都发生于老年男性，大多数都存在前列腺增生的问题，很多人也是因为前列腺增生就诊，在行直肠指诊、B 超检查或在前列腺增生手术标本中才偶然发现前列腺癌。

Q: 前列腺癌的晚期症状有哪些？

随着肿瘤生长，在前列腺癌体积较大阻塞尿道时可引起尿频、尿急、排尿困难等症状。晚期肿瘤侵及周围组织或发生转移时可引起相应部分的症状，如腰骶部、腿部疼痛，直肠受累者可表现为排便困难或肠梗阻，转移性病变常有下肢水肿、淋巴结肿大、贫血、骨痛、病理性骨折、截瘫等。

Q: 如何分辨前列腺癌是早期还是晚期？

目前常用的前列腺癌分期为 TNM（T：肿瘤；N：淋巴结；M：转移）分期法，用以指导治疗和判断预后，分期越高，预后越差。

具体分期如下。

T1 期指临床隐匿性肿瘤，既不能扪及，影像学也不能发现。

T1a 指偶发肿瘤体积小于前列腺组织的 5%。

T1b 指偶发肿瘤体积大于前列腺组织的 5%。

T1c 指经穿刺活检发现的肿瘤。

T2 期指肿瘤局限于前列腺。

T2a 肿瘤累及前列腺单叶 ≤ 1/2。

T2b 肿瘤累及前列腺单叶超过 1/2，但限于该单叶。

T2c 肿瘤累及前列腺两叶。

T3 肿瘤突破前列腺被膜。

T3a 肿瘤侵犯达被膜外。

T3b 肿瘤侵犯一侧或双侧精囊。

T4 肿瘤固定或侵犯邻近组织器官。如膀胱颈、尿道外括约肌、直肠、肛提肌和盆壁。

Nx：区域淋巴结不能评价。

N0：无淋巴结转移。

N1：区域淋巴结转移。

Mx：远处转移无法评估。

M0：无远处转移。

M1：有远处转移。

M1a 有区域淋巴结以外的淋巴结转移。

M1b 骨转移。

M1c 其他组织器官转移。

Q: 前列腺癌有哪些类型？

前列腺癌根据病理类型可分为腺癌（腺泡腺癌）、导管腺癌、导管内癌、尿路上皮癌、鳞状细胞癌、基底细胞癌及神经内分泌肿瘤等，其中最常见的是腺泡腺癌，即通常所说的前列腺腺癌。

Q: 前列腺癌的病因是什么？

前列腺癌的发生与男性激素有关，一般也和年龄相关，随着年龄增加，前列腺癌的发生率也增加。50 岁以下的男性很少罹患前列腺癌，所占比例不到所有患者的 0.1%，前列腺癌的高发年龄为 70 ~ 74 岁，85% 的患者确诊时年龄都超过了 65 岁，在世界范围内，85 岁男性罹患前列腺癌的累计风险为 0.5% ~ 20%。由此可见，前列腺癌主要发生于老年男性，发病率随年龄的增加而增加，发病高峰年龄为 75 岁以上。

Q: 前列腺癌的发病率高吗？

前列腺癌是世界范围内第四常见的男性恶性肿瘤。在美国，前列腺癌已经成为第一位威胁男性健康的肿瘤，2004 年全美约有 23 万余例新发病例。目前随着我国人民生活水平的提高和前列腺筛查技术的应用，前列腺癌的发病率逐年上升。因此对年龄大于 50 岁的中老年男性我们建议定期筛查 PSA 水平，以便早期发现前列腺癌。

Q: 患前列腺癌会出现哪些预兆和症状？

早期前列腺癌常无任何症状，往往晚期才会出现尿频、尿急、排尿困难、局部侵犯及转移所致的相关症状，因而早期诊断前列腺癌往往需要依靠直肠指诊联合 PSA 检查。

Q: 前列腺癌的危害有什么？

虽然大多数前列腺癌的进展比较缓慢，但作为一种恶性肿瘤仍然会对患者的健康和生存造成严重影响。首先，随着前列腺肿瘤的增大会造成尿路梗阻，导致患者出现排尿困难甚至尿潴留。其次，前列腺癌侵犯周围组织可导致较为严重的疼痛和出血。第三，晚期前列腺癌可转移至骨、肺、肝、肠道等重要脏器，造成病理性骨折、截瘫、呼吸衰竭、肝功能衰竭、排便困难、肠梗阻等。

Q: 前列腺癌患者为什么腿疼?

骨是前列腺癌的常见转移部位之一,许多前列腺癌患者是由于出现骨痛或病理性骨折就诊而发现了前列腺癌。从部位而言,前列腺癌骨转移最常见的部位是骨盆,其次是脊柱,也可转移至肋骨、四肢骨。随着骨转移灶的增多或肿瘤的增大,往往会出现局部疼痛的症状,腰椎及骨盆等中轴骨的转移还容易导致放射痛及病理压缩性骨折而造成腿疼。

Q: 前列腺癌患者为什么尿频?

前列腺癌发生后,随着癌细胞不断生长,肿瘤组织体积不断增大,向内挤压尿道或者突入膀胱,均会导致排尿不畅;长时间的尿路梗阻可影响膀胱的功能,从而导致尿频的发生。

Q: 前列腺炎会不会引起前列腺癌?

前列腺炎和前列腺癌,二者病因不同,属于两种不同的疾病,它们没有直接关系。虽然慢性炎症是不少肿瘤发生的原因之一,但在全世界范围内的报道中,还没有发现慢性前列腺炎能够导致前列腺癌发生的证据。目前很多医学专家也认为,慢性前列腺炎与前列腺癌没有任何关系,也不会增加前列腺癌的发病率。

Q: 前列腺结石会不会引起前列腺癌?

前列腺结石也称为前列腺钙化,与前列腺炎有关,多是因为慢性前列腺炎形成的,它不会导致前列腺癌发生。

Q: 前列腺增生与前列腺癌有关吗?

前列腺增生和前列腺癌都是常见的前列腺疾病,很多前列腺增生患者都会有这样的担心:很多疾病发展到后期都会引起癌变,那么前列腺增生是不是也会发展成为前列腺癌呢? 关于前列腺增生与前列腺癌之间的关系,目前医学界对此还存在着意见分歧,很难找到这两种疾病之间的因果关系。临床上,前列腺增生的发病率相当高,但前列腺癌的发病率却很低。前列腺增生一般可通过药物进行治疗,而较严重的前列腺增生多通过手术进行切除治疗,这也避免了前列腺癌变的可能。因此,前列腺增生的患者应积极进行治疗,而不是过分担忧其癌变的可能。

Q: 前列腺癌预后怎么样?

前列腺癌整体的预后较好,它的进展比较缓慢,而且经过治疗后一般都可以长期生存。在美国,局限性及局部晚期前列腺癌患者的 5 年总生存率接近 100%,存在远处转移灶的前列腺癌患者的 5 年生存率约为 30%。

Q: 怀疑前列腺癌应该去哪个科室就诊?

前列腺属于泌尿生殖系统器官,前列腺癌患者应该就诊于泌尿外科。

Q: 如何确诊前列腺癌?

前列腺癌发病隐匿,症状常被忽视,多数患者就诊时已是晚期,失去了最佳治疗时机。前列腺特异性抗原检查作为前列腺癌的筛查手段，有助于早期发现尚无症状的前列腺癌；同时彩色 B 超、磁共振检查也能提高前列腺癌的检出率。但是对于确定病变的性质，即确诊前列腺癌，前列腺穿刺活检是目前唯一的选择，可谓确诊前列腺癌的"金标准"。

Q: 怀疑前列腺癌要做哪些检查？

直肠指诊联合 PSA 检测是目前公认的早期发现前列腺癌的最佳初筛方法，因此 50 岁以上男性或有前列腺癌家族史的 40 岁以上男性，推荐每年进行直肠指诊及 PSA 检测。此外，如果直肠指诊或 PSA 检测异常，怀疑前列腺癌的患者，需要进一步完善前列腺 MRI 检查，最终需要前列腺穿刺活检来进行诊断。必要时可进行骨扫描、PET-CT 等检查明确是否存在远处转移。

Q: 前列腺癌手术前应做哪些检查？

首先，需要完善 PSA、前列腺 MRI、骨扫描等检查评估前列腺癌分期，判断患者的肿瘤分期等情况是否适合接受手术治疗。

其次，需要根据患者的年龄、基础疾病等情况，完善术前常规检查及一些其他的辅助检查，以评估患者的总体健康状况是否能够耐受手术。常规术前检查包括血常规、生化、尿常规、便常规、凝血功能、心电图检查等，合并心肺疾病的老年患者往往还需要完善超声心动图、肺功能、血气分析等检查以评估心肺情况。

最后，在进行前列腺根治术之前还需要进行以下几点术前准备：①避免服用阿司匹林等影响血小板功能的药物，否则术中出血会比较多，增加手术危险性；②手术前 1 晚灌肠，为全身麻醉做准备；③术前最好填写性功能量表，以便医生术中根据情况选择是否保留双侧神经血管束。

Q: 前列腺癌手术后复查项目有哪些？

术后复查项目最主要的就是前列腺特异性抗原检测，也就是 PSA 检测。同时，还可酌情进行以下特殊项目的复查：①血清生化、尿常规、血常规；②胸片 / 胸部 CT：观察有无肺转移情况；③骨扫描及腹盆 CT/MRI：其目的是检查前列腺癌是否出现了远处转移，对于无生化复发和无症状的患者不是常规检查项目。治疗之后即是随访的开始，第一次随访主要检查与治疗相关的并发症，如有无尿失禁、肠道症状及性功能状态等。治疗后每 3 个月进行 PSA 和（或）直肠指诊检查，2 年后每 6 个月检测，5 年后每年进行检测。无特殊症状的患者不推荐常规进行骨扫描与其他影像学检查。如直肠指诊阳性，血清 PSA 持续升高，行骨盆 CT/MRI 及骨扫描；存在骨痛，不论 PSA 水平如何，均应行骨扫描。

Q: 什么是前列腺癌的 PSA？

PSA 的全称是前列腺特异性抗原，是由前列腺分泌的一种酶，分为血清游离 PSA 和总 PSA。在一些情况下，比如前列腺增生、前列腺炎、前列腺癌，前列腺正常细胞遭到破坏，前列腺分泌的 PSA 就会升高。PSA 具有较高的前列腺癌预测率，同时可以提高局限性前列腺癌的诊断率，增加前列腺癌根治性治疗的机会。血清 PSA 正常范围为 0 ~ 4 ng/mL，且游离 PSA 与总 PSA 比值小于 0.16，当血清 PSA 水平处于 4 ~ 10 ng/mL 时，在临床上成为"灰区",即怀疑有前列腺癌,此时应参考游离 PSA 与总 PSA 的值,如果游离 PSA 与总 PSA 的比值小于 0.16,则应该进一步检查以明确是否是前列腺癌。而当 PSA 高于 10 ng/mL 时,无论游离 PSA 与总 PSA 比值如何,都应进一步检查以明确是否是前列腺癌。当然,PSA 水平受很多因素影响,判断 PSA 水平是否异常需根据患者的具体情况,不要因为偶然一次 PSA 异常就惶恐万分,更不要对 PSA 异常升高不予理睬。

Q: 引起血 PSA 异常的原因有哪些?

PSA 的升高提示前列腺癌的可能,但并非所有 PSA 的升高都意味着前列腺癌,还有许多其他可以引起 PSA 升高的原因,如影响到前列腺的操作(前列腺按摩、前列腺穿刺、导尿、膀胱镜检查)、射精、前列腺其他疾病(如急慢性前列腺炎及尿潴留)等。因此,在查血清 PSA 之前应避免这些干扰因素,如应先查血清 PSA 再做直肠指诊检查,在发现 PSA 升高时也应考虑到这些因素影响的可能。另外,前列腺增生患者长期服用 5α 还原酶抑制剂(非那雄胺、度他雄胺)等药物可以显著降低 PSA 的水平。因此,对于服用此种药物超过半年的患者,检测的 PSA 水平应该乘以 2 才是实际的 PSA 水平。

Q: 什么是 B 超引导下前列腺穿刺活检?

通常是指在 B 超引导下通过非常细的特制穿刺针(直径 1 mm 左右)经直肠或会阴对前列腺进行多点穿刺,取出前列腺组织以进行病理学检查的方法,是诊断前列腺癌最可靠的检查。

该方法损伤较小、定位精准、准确率高、速度快，十几分钟就能完成全部操作，无明显疼痛。

Q: 为什么需在穿刺前行前列腺磁共振检查？

MRI 检查在影像学诊断上有着重要作用，通过磁共振原理成像，可以显示前列腺包膜的完整性、是否侵犯前列腺周围组织及器官，MRI 还可以显示盆腔淋巴结受侵犯的情况及骨转移的病灶，在临床分期上有重要作用。因此对于怀疑前列腺癌的患者都应该行前列腺 MRI 检查以明确肿瘤的位置及周围侵犯情况，对于需要行前列腺手术或者放疗的患者，可以通过 MRI 来明确肿瘤周围的组织毗邻情况、肿瘤的位置，以便有的放矢。然而 MRI 对出血较为敏感，穿刺后前列腺局部可能出血，形成血肿，此时若行 MRI，血肿可能会干扰 MRI 肿瘤信号，从而影响医生对前列腺肿瘤的观察和判断，影响前列腺癌的临床分期，所以应该在穿刺前行 MRI 检查。

Q: 做前列腺穿刺活检痛苦吗？

很多人认为经直肠超声引导穿刺活检很痛苦，因而恐惧这项检查。其实前列腺穿刺并不是那么痛苦。首先，穿刺针非常纤细，刺入直肠壁及前列腺损伤较小；其次，穿刺是经直肠进行的，而直肠黏膜对于针刺引起的痛觉不敏感，患者主要的不适感是由超声探头扩张肛门引起的；再次，虽然前列腺包膜会有疼痛感，但穿刺速度快，完全可以耐受；最后，在穿刺时可使用利多卡因凝胶进行直肠表面麻醉，尽量减少经直肠引起的不适感。因此绝大多数患者在进行穿刺活检时并不痛苦，这是患者可以在穿刺后"来去自如"的原因所在。

Q: 前列腺穿刺活检有危害吗？

前列腺穿刺主要存在以下风险。

（1）感染：前列腺脓肿、菌血症、败血症等。目前随着临床上术前穿刺准备技术的完善和穿刺技术的进步，这类并发症的发生率已大大降低。但需注意血糖控制不佳的糖尿病患者及长期应用激素的患者发生严重感染的风险较高。

（2）直肠出血、血便：直肠出血和血便是最常见的并发症，出血较多来源于直肠壁，穿刺术后给予直肠内压迫止血，大多数出血可很快停止，有时会有少量渗血伴随大便一起排出，可持续数日。

（3）血尿：临床中较为常见，表现为患者排尿时见肉眼血尿，多为前列腺尿道部的出血，出血量较少，罕见持续出血。

（4）尿潴留：对于既往排尿困难、排尿费力、前列腺体积较大的患者，由于穿刺后前列腺出血、水肿，使局部前列腺体积增大，压迫尿道导致排尿困难，可能需留置尿管。

一般来说，操作过程中注意无菌原则可降低感染发生率，操作结束后进行压迫止血即可避免血肿的形成，而短暂的血尿、直肠出血则属正常现象，一般过几天就会自行消失。

Q: 什么情况下需要做前列腺穿刺活检？

一般如发生以下情况之一，且没有前列腺穿刺的禁忌证，就应该做前列腺穿刺活检：①直肠指诊触及前列腺结节；② B 超发现前列腺低回声结节或磁共振检查发现异常信号；③ PSA > 10 ng/mL；④ 4 ng/mL < PSA < 10 ng/mL，游离 PSA 与总 PSA 的比值小于 0.16。

对于初次行前列腺穿刺术后结果阴性的患者，需定期复查 PSA 水平、前列腺 B 超及磁共振检查，对于随诊期间 PSA 仍有升高或者影像学结果仍有异常的患者，建议再次行前列腺穿刺活检术，一般时间选择在穿刺后的 1 ~ 3 个月。

Q: 前列腺穿刺活检之前需要做哪些准备?

一般需做以下准备。

（1）清洁灌肠，排空粪便。目的是减少直肠内的粪便，借此为前列腺成像产生一个良好的声窗。

（2）术前预防性应用抗菌药物。我们现在的原则是患者在活检前静脉滴注一次抗生素，并在穿刺后继续口服抗生素 2 ~ 3 天，以降低感染风险。但即使使用类似方法也无法完全避免感染性并发症的出现。

（3）口服阿司匹林等抗凝药物者，应停药一周以上。对于那些凝血障碍或者服用华法林的患者，不应行前列腺活检，直到国际标准化比值纠正至 1.5 以下。

（4）活检前用碘伏对直肠黏膜和肛周皮肤进行消毒。

Q: 前列腺穿刺活检会导致前列腺癌细胞扩散吗?

前列腺穿刺活检的穿刺针较细，穿刺路径比较短，一般不会发生前列腺癌细胞的扩散。而且前列腺癌细胞的恶性程度一般较低，不易发生穿刺针道的扩散。

Q: 前列腺穿刺阴性的患者可以排除前列腺癌吗？

这里所谓的前列腺穿刺阴性其实是指病理检查结果报告为非前列腺癌。其中包括两部分，一部分为前列腺上皮内瘤变，一部分为良性的前列腺增生组织。对于前列腺上皮内瘤变（PIN），是由良性的、覆盖着不典型上皮细胞的前列腺腺泡或腺管组成，并可分为高级别与低级别 PIN。 PIN 并不意味着肯定没有前列腺癌，其组织存在异质性，说明患者存在发生前列腺癌的潜在风险。因此对于这类患者建议密切观察，必要时行再次前列腺穿刺术。对于穿刺结果为前列腺增生，但临床上又高度怀疑肿瘤的患者，也建议密切观察，因为肿瘤可能很小、很局限，穿刺只是穿取前列腺上的几个点，有可能会漏掉肿瘤。因此，对于这些患者，根据具体情况，部分可能需考虑再次穿刺。研究数据显示，在首次穿刺阴性的患者中，大约有 10% ~ 35% 的患者会在二次穿刺中检出前列腺癌。

Q: 前列腺穿刺阴性的患者什么情况下应该再次穿刺？

有以下情况的患者应考虑再次穿刺：①第一次穿刺病理发现非典型增生或高级别 PIN（是一种前列腺癌的癌前病变，也就是说可能会进展为前列腺癌）；② PSA > 10 ng/mL，任何 f/t PSA 或 PSAD；③ 4 ng/mL < PSA < 10 ng/mL，复查 f/t PSA（游离 PSA 与总 PSA 的比值，正常 > 0.2）、PSAD（即 PSA 密度，是

PSA 与前列腺体积的比值，正常人该值 < 0.15）或有直肠指诊、影像学检查异常；④ 4 ng/mL < PSA < 10 ng/mL，复查 f/t PSA、PSAD、直肠指诊及影像学检查也都正常，但在后来每 3 个月复查 PSA 时，若连续两次 PSA > 10 ng/mL 或 PSA 每年升高幅度大于 0.75 ng/mL，则需再次穿刺。

总之，虽然首次穿刺为阴性，但若其他指标仍有异常，就需要考虑是不是首次穿刺漏掉了前列腺癌，有必要再次穿刺。

Q: 怎么看懂前列腺穿刺报告?

首先，看穿刺针数及阳性针数。目前系统性穿刺活检一般采用 6 ~ 12 针，我院一般是采用 12 针方案；其次，看穿刺组织的病理结果，有可能是癌、增生、炎症或者 PIN；最后，看癌的恶性程度，即 Gleason 评分，分数越高恶性程度越高，前面的分值是占主要成分的癌细胞的评分，后面的分值是占次要成分的癌细胞的评分。

Q: 什么是 Gleason 评分?

Gleason 评分是目前最为广泛应用的前列腺癌分级系统。Gleason 分级是按照细胞的分化程度由高到低分为 1 ~ 5 级，细胞分化程度越高，评分越低，预后相对越好。这一系统是根据在相当低放大倍数下前列腺癌腺泡（可理解为由若干前列腺癌细胞组成的团泡样结构）的生长形式而定，每个肿瘤内 5 个不同级别的癌腺泡区域可能同时存在，把区域内最大这一级别的癌腺泡区定为最常见生长型，其次为次常见生长型，这两种常见的肿瘤生长形式影响肿瘤的预后。

Gleason 评分为最常见的癌肿生长形式组织学分级数与次常见的组织学分级数之和。Gleason 评分一般为 2 ~ 10，分化最好者 1+1=2 分，最差者 5+5=10 分。例如，某前列腺癌患者瘤体内虽然有小片分化为 5 级的癌细胞区，但总体以分化 1 级最为常见，其次为分化 2 级，则其 Gleason 评分为 3，预后相对较好。

Q: 前列腺穿刺已经证实前列腺癌了，为什么还要做许多其他检查？

前列腺穿刺确诊前列腺癌只是进行定性诊断，对于前列腺癌的分期诊断，还需要结合其是否存在局部浸润、周围脏器侵犯、远处转移等评价。因此还需要酌情完善盆腔 MR、骨扫描等检查进一步明确前列腺癌分期。

Q: 如何评估前列腺癌的危险程度？

要评估前列腺癌的危险程度，主要需要考虑 3 个因素：血清 PSA、Gleason 评分和临床分期，PSA 和 Gleason 评分越低、临床分期越早，危险程度就会越低。一般我们将前列腺癌分为低危、中危和高危三组，具体见下表。

	低危	中危	高危
PSA（ng/mL）	<10	10 ~ 20	>20
Gleason 评分	≤ 6	7	≥ 8
临床分期	≤ T2a	T2b	≥ T2c

对于不同危险程度的患者，其应选择的治疗方式不尽相同，在临床中的预后差别也较大。然而在临床治疗过程中，往往是根据术前评估的危险程度进行分级，而术后病理标本与术前的危险程度分级有时也会有差异。

Q: 直肠指诊时前列腺癌有什么特点？

早期的前列腺癌指诊可无任何异常，与前列腺增生无异，随着前列腺癌病情的进展，尤其是前列腺突破包膜后，前列腺癌在进行直肠指诊时会触及前列腺质硬、中央沟变浅或消失或有硬结等。在早些辅助检查不完善的年代，大家常用"坚如磐石"来形容前列腺癌的指诊表现。

目前，通常直肠指诊触到结节者应怀疑前列腺癌，但并非触及结节就肯定是前列腺癌，同时还必须与许多其他疾病相鉴别，如前列腺结石、前列腺结核、前列腺慢性炎症性肉芽肿等。可结合 PSA 检查及影像学检查综合鉴别，B 超引导下前列腺穿刺活检可作为诊断的"金标准"。

Q: 得了前列腺癌怎么治疗？

目前前列腺癌共有 6 种单纯治疗方法：主动监测 / 观察等待治疗、根治性手术治疗、外放射治疗、近距离照射治疗、试验性前列腺癌局部治疗、内分泌治疗。因为每个人的病情、体质、社会经济背景、对生活质量的要求不同，每一种治疗方案对个人来说并不是绝对最合适的，而目前临床中，越来越多的证据证明对于一些特殊的患者，进行联合治疗可能会最大限度地延长患者的生存时间，降低死亡率。因此，医生会根据患者不同的病情及意愿，选择不同的治疗方案。

Q: 前列腺癌早期需要手术吗?

早期前列腺癌一般都是通过手术治疗，对于恶性程度很低的前列腺癌，也可以选择主动监测，当疾病发生进展时再行手术治疗。

Q: 什么样的前列腺癌患者可以考虑手术治疗?

通过手术进行治疗的前列腺癌是要满足一些条件的，要综合考虑患者的肿瘤分期（关系到手术的效果，比如已经发生晚期转移的患者，做手术无法完整切除肿瘤，就没有太大意义）、总体健康状况（能否耐受手术对身体的影响）、预期寿命（如果患者年龄太大，预期寿命太短，手术带来的损害可能就超过了益处）等多项因素。因此，满足以下所有条件的前列腺癌患者才可以考虑手术治疗：①局限前列腺癌，肿瘤分期 T1 ~ T2c 的患者；②预期寿命大于或等于 10 年；③需要患者身体状况良好，无严重心肺疾病，可以耐受手术。

而对于肿瘤局部分期为 T2，合并局部淋巴结转移（T1）而无远处转移的患者，目前临床上的治疗方案尚存争议。尽管此类患者相对较少，国内外大多数学者目前还是认为，对于此类患者也应该积极行前列腺癌根治术加局部淋巴结清扫术，术后根据淋巴结转移情况及前列腺局部情况选择加用内分泌治疗或放疗。

Q: 什么是前列腺癌根治术?

前列腺癌根治术是指切除前列腺及其周围的精囊、射精管、输精管的一部分,之后吻合膀胱颈和尿道的手术方法。

Q: 什么是保留神经的前列腺癌根治术?

保留神经的前列腺癌根治术是在手术中保留了前列腺两侧神经血管束,这些神经血管束对男性性功能的保留有益,这种方式既能够完整切除前列腺,又能够让患者在术后保留性功能。但需要注意,保留神经的前列腺癌根治术并非适合所有前列腺癌患者,它只适用于没有发生转移的局限性前列腺癌,即肿瘤局限在前列腺包膜内,尚未侵犯包膜。

Q: 前列腺癌根治术后还需要进一步治疗吗?

前列腺癌患者接受手术之后是否选择下一步治疗,主要依据病理结果及 PSA 水平。根治性前列腺切除术的根本目的是完全切除肿瘤。重要的癌症控制终点指标包括病理提示器官局限肿瘤且切缘阴性、生化复发(可检测到的 PSA)、局部进展、转移、肿瘤特异性生存率及总体生存率、Gleason 评分和 PSA 倍增时间。

辅助放疗可能对根治术后标本有不良发现者有益,建议术后至少3～4个月,伤口完全愈合且控尿功能恢复后进行辅助放疗。另外,切缘阳性或包膜外肿瘤侵犯而精囊或淋巴结无侵犯的前列腺癌患者最有可能从辅助放疗中获益。目前一般认为前列腺癌临床分期 T3a 期以前的患者可以考虑根治性手术,但是这种临床分期主要是依靠直肠指诊及 B 超、CT 和磁共振等影像学检查判断的，所以有时并不是十分准确。

部分患者术后对切除下来的标本进行病理检查（是最为准确的分期方法）后发现，病理分期可能在 T3a 期或者更严重，甚至术后一段时间发现远处转移。对于这些患者，仅仅靠手术切除并没有完全消灭肿瘤，应该在术后继续进一步治疗，包括内分泌治疗和放疗、化疗等，并监测 PSA。

Q: 什么是前列腺癌根治术后生化复发？

成功的根治性前列腺切除术 4 ~ 6 周后是应该检测不到 PSA 的。根治术后 PSA > 0.1 ng/mL 者，通常有肿瘤残余，当然也有一些患者仅仅是残留的良性前列腺组织导致了 PSA 的升高，这种情况下的 PSA 升高缓慢。根治术后生化复发的患者大约 50% 发生在 3 年内、80% 发生在 5 年内，99% 发生在 10 年内，极少发生在 15 年以上。如果术后连续两次血清 PSA 水平超过 0.2 ng/mL，我们就认为该患者发生了前列腺癌生化复发。顾名思义，这意味着从生化检查水平上，可能出现了前列腺癌复发。

Q: 前列腺癌生化复发该如何处理？

大量研究证明，生化复发后 PSA 快速上升的患者发生转移并死于前列腺癌的风险很高。如果进行补救性放疗，则应在 PSA 水平超过 0.5 ng/mL 之前开始。手术之后较长时间才发生生化复发、PSA 水平上升缓慢、肿瘤级别低及无精囊侵犯和淋巴结转移的患者最有可能对放疗反应良好。对于生化复发的患者应进行全面评估，判断患者是否已发生临床复发。如联合辅助放疗一样，补救性放疗的作用也存在争议。一些患者不行补救性放疗预后同样良好，而一些患者即使行补救性放疗也会出现远处转移。

若无法判断是否出现临床复发，则根据术后 PSA 上升的时间、PSA 上升的速度、PSA 倍增时间、Gleason 评分、病理分期等综合分析可能发生了局部复发还是广泛转移，局部复发可能性大者可选用观察等待治疗或挽救性治疗，广泛转移可能性大者可选用内分泌治疗。

Q: 什么是前列腺癌临床复发？

临床复发主要指临床上可以通过直接查体或用影像学方法检出的前列腺癌复发。对于生化复发的患者应进行包括直肠指诊、B 超检查、超声引导下穿刺、骨扫描和 CT 等在内的全面评估，若发现前列腺癌复发的临床证据，即可称为前列腺癌临床复发。

前列腺癌根治术出现以下几种情况时，仅为局部复发的可能性大于 80%：术后 3 年才出现 PSA 升高，PSA 速度每年 > 0.75 ng/mL；PSADT ≥ 11 个月；Gleason 评分 ≤ 6；病理分期 ≤ pT3a。

Q: 前列腺癌根治术后临床复发如何处理？

如果判断患者已出现前列腺癌临床复发，则应判断是局部复发、区域淋巴结转移还是远处转移。对于根治术后生化复发患者治疗手段的选择还存在一些争议，可供选择的方法包括观察等待、挽救性放疗、内分泌治疗。

对有生化复发而无法明确有无临床复发者，应根据相关检查结果综合分析，预测肿瘤是局部复发还是广泛转移。局部复发可能性大者可选用观察等待治疗或挽救性放疗，广泛转移可能性大者可选用内分泌治疗。如已明确临床局部复发应选用挽救性放疗或其他局部治疗，如已明确临床广泛转移则应采用内分泌治疗。

Q: 前列腺癌的放疗手段有哪些?

前列腺癌的放疗主要包括两种，即前列腺癌外放射治疗和前列腺癌近距离照射治疗。前列腺外放疗目前主要采用调强适形放疗，通过体外放射源增加对前列腺照射剂量的同时，减少周围正常组织的照射剂量（如直肠壁及膀胱），CT引导下的放疗能为照射术野提供更为精确的定位。

放疗的副作用主要与放疗的剂量有关。近距离照射治疗主要指的是将放射源密封后直接放入人体的天然体腔内或放入被治疗的组织内进行照射的治疗方法，俗称前列腺放射性粒子植入术。

Q: 什么是前列腺放射性粒子植入手术?

前列腺放射性粒子植入手术又称放射性粒子的组织间种植治疗。通过一种叫作"三维治疗计划系统"的准确定位，将放射性粒子直接放置到前列腺肿瘤内部，用以治疗前列腺癌。另外，在进行手术时手术切不干净的肿瘤区域及可能转移的淋巴结也可以永久埋入放射性粒子，以达到比单纯手术更好的治疗效果。目前，国内最常用的是在直肠超声引导下行经会阴植入手术。这种放射源植入针可见，提高了植入的准确性，减少了手术并发症和费用。手术中，患者取截石位，经直肠超声探头放在直肠内并固定在有步进器的模板或固定器中。将一个带有预穿刺点的模板与步进器相连。这样就能保证在手术中采集的前列腺影像具有准确性和可重复性。通过运用带有超声装置的计算机软件，可将超声影像叠加到模板上。用 17 号或 18 号穿刺针通过模板插植到前列腺内，超声的横向或纵向显像能确定穿刺针的位置，内含放射性同位素的密封金属粒子随着穿刺针的退出，被种植到前列腺内。

Q: 前列腺癌粒子植入手术效果如何？

放射治疗包括外放疗和内放疗，可以有效地控制前列腺癌。与外放疗相比，内放疗能够保证有大剂量放射线照射局限于前列腺内的癌肿，同时具有对其周围正常组织放射毒性损害最小的优点。但是，与前列腺癌根治术一样，具体的粒子植入术效果如何必须根据患者肿瘤的大小、位置、分期来评价。毕竟相对于根治术完全切除肿瘤，粒子植入术是采用放射性方式将肿瘤杀死，粒子的放射范围是有限的，在植入过程中有时难免会出现少部分肿瘤无法放射完全的可能，甚至有些患者在排尿过程中可能会将粒子尿出，因此可能会出现肿瘤复发。但总体说来，粒子植入术是继前列腺癌根治术及外放疗外的又一种有望根治局限性前列腺癌的方法，前途可期。

Q: 前列腺放射性粒子植入术有哪些副作用？

总体来说，相对于前列腺癌根治术，前列腺放射性粒子植入术的并发症较少，其发生术后尿失禁、排尿困难、性功能障碍的可能性较小，但是其也有自身放疗产生的特殊并发症，分为短期并发症和长期并发症。短期并发症（1年以内出现）主要由放疗损伤周围组织直接造成，包括尿频、尿急及尿痛等尿路刺激症状，排尿困难和夜尿增多，大便次数增多及里急后重等直肠刺激症状、直肠炎等。继发性近距离放疗的轻微直肠症状通常是自限的。术后少量出血的发生率为1%～4%，严重直肠并发症（需要直肠造瘘）发生率为0～1%，直肠并发症的发生率与直肠放射剂量及接受高剂量放射治疗的直肠长度有关。另有少见的并发症为勃起功能障碍，神经血管束的放疗剂量与近距离放疗后的勃起功能障碍有关。有研究称近距离放疗后有79%的患者可保留性功能，在近距离放疗6年后有50%保持完全的性功能。对于术后存在勃起功能障碍的患者可服用枸橼酸西地那非治疗。长期并发症（1年以后出现）主要包括慢性尿潴留、尿道狭窄、尿失禁等，总体发病率较低。

Q: 什么是前列腺的外放疗？

前列腺外放疗是指从体外利用放射线照射肿瘤，从而杀伤癌细胞、治疗疾病的方法，是前列腺癌重要的治疗方法之一，具有疗效好、适应证广、并发症少等优点。目前外放疗主要采用调强适形放疗，这种技术代表了20世纪80年代以来治疗方面的进步，利用计算机技术勾勒出于与肿瘤形状相适应的靶区，使放射线照射野的形状与靶区的形状一致的放疗叫作适形放疗，三维方向上每个射野的形状均与靶区形状一致的适形放疗称作三维适形放疗。这种技术可以增加前列腺癌局部照射剂量，提高前列腺癌的治疗效果，同时又能最大限度地减少对周围正常组织如直肠和膀胱的照射剂量，减少并发症，是目前前列腺癌放疗的主流技术。

Q: 前列腺癌的外放疗效果如何？

放射治疗可以有效地控制前列腺癌，局部控制率达65% ~ 88%。计算机技术的发展使得放疗已经进入三维适形放疗阶段，可以使肿瘤组织受到高剂量照射，从而提高成功率；同时，又很少损伤周围正常组织，更容易耐受。适形放疗后长期随访的结果还没有报道，大多数资料是通过检测 PSA 有无复发来进行评价。

Q: 前列腺癌的外放疗有哪些副作用？

外放疗可能出现的并发症主要包括：①泌尿系统副作用，如尿道狭窄、膀胱瘘、出血性膀胱炎、血尿等；②胃肠副作用，如肠炎、直肠出血、小肠梗阻等；③放射性急性皮肤副作用：红斑、皮肤干燥和脱屑；④其他副作用：耻骨和软组织坏死及下肢、阴囊或阴茎水肿等。需要强调的是，这些并发症多发生在常规放疗中，现在广泛使用的适形放疗中的发生率已经降至很低。此外，放疗还可能会增加直肠癌和膀胱癌的发生风险。

Q: 什么是前列腺癌内分泌治疗？

前列腺癌内分泌治疗是指通过手术（切除睾丸）、药物去势和（或）药物（阻断雄激素受体）手段，降低体内雄激素浓度或

（和）阻断雄激素发挥作用，从而抑制或控制前列腺癌细胞生长的治疗方法。

Q: 为什么内分泌治疗对前列腺癌有效?

早在一个世纪前，人们就已经知道前列腺上皮细胞在去势后会发生萎缩。良性前列腺上皮细胞和前列腺恶性肿瘤细胞具有相似的生物学行为，因此对雄激素剥夺也具有相似的反应。当前各种形式的雄激素剥夺治疗都是通过降低雄激素激活其受体的能力来实现的，包括降低血液循环中的雄激素水平或阻断雄激素与其受体的结合。

前列腺癌大多数为激素依赖型，其发生、发展和雄激素的调控关系密切。而内分泌治疗的目的就在于降低体内雄激素浓度或阻断雄激素作用于前列腺发挥作用，因此内分泌治疗对大多数前列腺癌是有效的。

Q: 前列腺癌的内分泌治疗分为哪几类?

内分泌治疗的方法包括去势（手术切除睾丸去势或药物去势）和抗雄激素治疗（阻断雄激素与其受体结合）。

Q: 前列腺癌常见转移部位有哪些?

前列腺癌常见的远处转移为骨转移，在肺部、肝脏、脑部等血供丰富的部位也可发生转移。因为骨转移最为常见，因此对于老年男性患者存在骨痛，尤其是腰痛、盆腔疼痛时，应行骨扫描以明确有无骨转移。很多前列腺癌患者都是因为骨痛就诊，行骨扫描及前列腺检查发现肿瘤，因此在临床上对于早期发现的前列腺癌患者行手术治疗前，一般都需要行骨扫描以明确有无转移灶。

Q: 前列腺癌骨转移后还有治疗意义吗?

前列腺癌若已经发生骨转移等远处转移，诸如手术等治疗方法意义已经不大，一般建议行内分泌治疗，通过去势降低雄激素水平，合并抗雄激素治疗，达到延缓疾病进展、延长患者生存期的目的。

但是，骨转移后患者还是应该积极治疗，因为对于内分泌治疗敏感的患者及时应用内分泌治疗后，患者骨转移的表现及症状会明显好转，表现为骨痛明显缓解，骨扫描可见病灶减少或者消失，而对于晚期激素抵抗性前列腺癌存在明显骨痛患者，可以应用化疗进一步减缓病情进展，并应用唑来膦酸、地舒单抗等药物来减少骨相关事件发生的概率。

Q: 前列腺癌手术为什么要切除睾丸?

切除睾丸是前列腺癌内分泌治疗的一种，主要是减少了雄激素的形成从而降低前列腺癌的进展。去势治疗分为3种：手术去势（即睾丸切除术）、药物去势和雌激素治疗，3种治疗方式的患者肿瘤相关的生存率、无进展生存率基本相同。

手术去势可使雄激素迅速下降至极低水平，但也有其显而易见的副作用，如心理障碍、性功能障碍、骨质疏松、易疲劳等；雌激素治疗由于其明显的副作用目前已经很少使用；药物去势目前是临床上比较常用的手段，不但可以免受手术痛苦，同时还可以避免睾丸切除术对患者的心理影响。

但睾丸切除术仍有很大的应用空间，尤其适用于存在有骨折风险的患者（不适合药物去势治疗），也有学者认为即使初始使用药物内分泌治疗后的激素抵抗性患者，切除睾丸仍是有效的。但睾丸切除是不可逆的，治疗中无法灵活调节方案，因此有条件的患者应该首先考虑药物去势。

Q: 内分泌治疗过程中应该注意哪些情况?

内分泌治疗后应每个月进行 PSA 检测，这是对前列腺癌的一种基本的监测手段。当 PSA 降至最低点时可以适当延长 PSA 监测的时间至 3 个月。抗雄激素药物对肝功能有影响，因此治疗时应注意肝功能情况，治疗开始后前 3 个月应每个月检测肝功能，以后每 3 ~ 6 个月检测一次。若血清 PSA 持续升高或者出现骨痛，应行骨扫描，判断是否已经发生骨转移。此外，雄激素剥夺治疗可以因为血中睾酮水平的显著降低而引发一系列相应并发症，如潮热、性欲减退、勃起功能障碍、男性乳房发育和骨密度降低等，还可使胰岛素抵抗、动脉僵硬、糖尿病和代谢综合征等发生率升高，建议必要时请内科医生进行评估和治疗。

Q: 前列腺癌术后如何进行恢复锻炼?

前列腺癌术后主要是为了控尿功能的恢复而进行锻炼，最经典的是凯格尔运动，也就是提肛肌训练，通过这种锻炼，可以促进患者控尿功能的恢复，减轻尿失禁的程度。

Q: 前列腺癌根治手术有哪些风险及并发症？

任何一种手术都有风险，作为一种规模相对比较大的手术，前列腺癌根治术当然也不例外。该手术可能会引起很多种并发症，严重者甚至可能造成死亡。但总体而言，这些严重并发症的发生率较低，且与患者的一般情况及术者的经验有关。具体而言，除了一般手术所共有的风险（心脑血管意外、麻醉意外、切口感染等）外，主要的风险有术中严重出血、直肠损伤、术后勃起功能障碍、术后切缘阳性、永久/暂时性尿失禁、膀胱尿道吻合口狭窄、尿道狭窄、深部静脉血栓、淋巴囊肿、尿瘘、肺栓塞等。腹腔镜/机器人前列腺癌根治术还可能出现沿切口种植转移、转开腹手术、气体栓塞、高碳酸血症等。另外，在进行盆腔淋巴结清扫术时有可能不慎损伤闭孔神经，术后患者会出现行走异常等情况。

Q: 前列腺癌根治手术对排尿/控尿有何影响？

根治性前列腺切除术后一般控尿功能良好，但根据术者的经验及熟练程度的不同而存在区别。对体积大的根治性前列腺切除术，超过 90% 的患者可完全恢复排尿、控尿功能。控尿功能的恢复与患者年龄相关：50 岁以下的患者术后超过 90% 可以恢复控尿功能，随着年龄增加，能控尿的患者比例会随之降低，少数患者因完全性尿失禁需要进行人工尿道括约肌移植或悬吊带手术。

就控尿功能来说，其本身受多种因素影响。目前研究发现，术中肿瘤的位置、肿瘤的分期等都可以影响手术的范围，从而对控尿神经产生影响，因此不能笼统的按年龄来判断术后控尿的程度，因为对患者来说，肿瘤切除的完整性是首先要考虑的事情。

总之，术后大部分患者最终能恢复正常的排尿控制，只有很少患者可能因手术损伤相关肌肉或神经血管而发生严重的尿失禁。

但由于尿失禁可严重影响日常生活质量，长期尿失禁容易继发尿路及会阴皮肤感染。因此，对拔除尿管后出现暂时性尿失禁的患者让其有充分的心理准备。为配合术后继续治疗，可请术后康复的患者讲自己的切身体会，克服患者术后紧张、焦虑情绪，建立治疗信心。指导患者进行盆底肌肉锻炼，即平卧床上以降低腹压、进行收缩肛门。

Q: 前列腺癌根治手术是否会对男性性功能有影响？

手术过程可能会损伤阴茎海绵体的自主神经而引起男性性功能障碍。术后性功能的恢复程度主要与 3 个因素有关。

（1）年龄：50 岁以下有91%的患者术后能恢复性功能，50 ~ 60 岁有 85%，60 ~ 70 岁有 58%，70 岁以上则只有 25%。因为前列腺癌主要发生在中老年人中，而这部分患者中有相当大比例的患者术前就存在勃起功能障碍。

（2）肿瘤分期：肿瘤穿透前列腺包膜或侵及精囊的患者，术后发生勃起功能障碍的概率是早期患者的两倍。

（3）术中有无保留血管神经束：男性勃起功能的维持主要靠前列腺周围一种叫作血管神经束的组织，术中是否保留血管神经束主要取决于患者的肿瘤情况及术前性功能情况，如果患者肿瘤分期较晚，侵犯包膜，为了达到根治的目的，往往会选择不保留血管神经束，因为保留后可能会导致肿瘤的残余。

Q: 前列腺癌术后尿不尽怎样处理？

术后尿不尽可能与膀胱颈口狭窄有关，一般需要进行膀胱颈口切开治疗或者通过尿道扩张来改善。

Q: 前列腺癌放疗结束后影响排尿吗？

一般放疗不会影响排尿，但放疗在远期可能会对尿道及膀胱产生损伤，从而导致尿道狭窄、膀胱瘘、出血性膀胱炎、血尿等排尿异常的情况。

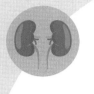

▶▶▶ 第四章

膀胱癌

Q: 什么是膀胱癌？

膀胱癌是发生在膀胱的恶性肿瘤，起源于膀胱的尿路上皮，绝大多数都是尿路上皮癌，少见的类型也有腺癌、鳞癌、神经内分泌癌等其他病理类型。大多凸向膀胱内生长，可通过超声或CT诊断；少数为扁平状肿瘤或向膀胱壁内浸润性生长，不容易或无法通过影像学检查诊断。

Q: 前列腺炎会引起膀胱癌吗？

不会，前列腺炎属于前列腺的炎症性疾病，发生于前列腺，与膀胱癌的发生没有关系，前列腺的急性或慢性炎症并不会增加膀胱癌的发病风险。

Q: 长期反复尿路感染会引起膀胱癌吗？

大多数情况下，常见的尿路感染也就是膀胱炎不会引起膀胱癌，反复尿路感染虽然可能会导致膀胱黏膜受到破坏，引起排尿不适的症状，但是人体会自行修复这种损伤，很快能自愈。如果长期反复尿路感染，可能会导致膀胱的愈合时间延长，但是大多不会引起膀胱黏膜的恶性改变。但也有研究发现患有膀胱结石或长期留置尿管的慢性膀胱炎患者，发生膀胱鳞癌的风险会更高，所以膀胱结石应尽早治疗，长期留置尿管的患者也应警惕膀胱癌的风险。

Q: 膀胱癌早期有哪些症状？

膀胱癌最早期可无明显临床症状，仅在尿常规检查时发现红细胞升高或尿潜血阳性，特别是中老年人这些膀胱癌高发人群，应进一步检查明确或排除膀胱癌诊断。膀胱肿瘤出血较明显的患者可表现为肉眼血尿，也就是大约 100 mL 尿液中血量超过 1 mL 时可通过肉眼发现，大多表现为排尿全程、无痛（也就是没有尿路刺激症状）的肉眼血尿，所以当出现无痛肉眼血尿时应警惕膀胱癌。特殊情况，如膀胱癌血尿继发尿路感染或肿瘤生长于膀胱三角区也就是膀胱比较敏感的部位时，也可以合并有尿频、尿急、尿痛等膀胱刺激症状，易被误诊为尿路感染，所以当出现肉眼或镜下血尿时，都应考虑到膀胱癌的可能，特别是中老年人这些肿瘤高危人群。

Q: 膀胱癌的临床表现是什么？

膀胱癌最常见的临床表现是无痛、全程肉眼血尿，大多情况下不伴有排尿不适症状。但是当肿瘤出血合并感染或肿瘤位于膀胱三角区比较敏感的位置时，可能会有尿频、尿急、尿痛等尿路刺激症状。个别情况如肿瘤生长在膀胱颈部也就是膀胱出口位置且体积较大时，或者膀胱肿瘤出血量较大形成大血块堵塞膀胱出口时，也会有排尿困难的症状。较晚期的膀胱癌外侵至女性阴道或男性前列腺甚至直肠时，也会有受侵犯位置的出血甚至漏尿症状。晚期转移性膀胱癌转移至肝、肺、骨甚至脑时，会有相应转移部位的症状。

Q: 膀胱癌是由什么原因导致的？

膀胱癌发病的危险因素很多，简单说比较明确的发病危险因素有两个：一是吸烟，吸烟会增加膀胱癌的发病风险，30% ~ 50% 的膀胱癌发病与吸烟相关，因此为了降低膀胱癌的发病风险应当避免吸烟，即使已经患有膀胱癌的患者及时戒烟也可以降低膀胱癌复发和进展的风险。另一个是长期接触化学工业产品，比如含有芳香胺类的化学品，像一些橡胶厂或者化工企业的职工，他们接触这些化工原料，容易导致膀胱癌的发生，所以这类特殊人群应当注意职业防护，降低膀胱癌的发病风险。

Q: 吸烟会导致膀胱癌吗？

会，吸烟是发生膀胱癌比较明确的危险因素，吸烟会明显增加膀胱癌的发生率，30% ~ 50% 的膀胱癌与吸烟相关。

Q: 膀胱癌患者能抽烟吗？

不能，吸烟会增加膀胱癌的发病风险，已经确诊的膀胱癌患者应立即戒烟，戒烟足够时间后可以显著降低膀胱癌复发和进展的风险。

Q: 膀胱癌患者能饮酒吗？

目前，没有明确的证据提示饮酒与膀胱癌的发病风险存在相关性。

Q: 女性还是男性更容易患膀胱癌？

患膀胱癌的男性与女性的比例大概是 3：1，因此男性更容易患膀胱癌，但女性膀胱癌患者的预后相比男性患者更差。

Q: 膀胱癌有哪几种类型?

膀胱癌最常见的病理类型是尿路上皮癌,尿路上皮癌可分为高级别尿路上皮癌、低级别尿路上皮癌、低度恶性潜能的尿路上皮肿瘤。其他相对少见的病理类型还包括腺癌、鳞癌、神经内分泌癌等。

Q: 患膀胱癌后可以活多久?

膀胱癌整体的预后较好,一般对于早期的膀胱癌,也就是还没有生长到膀胱壁肌层的肿瘤,我们称之为非肌层浸润性膀胱癌,大多数可以通过保留膀胱的方式治疗,经过及时的治疗,是可以达到长期存活甚至根治肿瘤的目的。但对于肿瘤已经生长到肌层的膀胱癌,也就是所谓的肌层浸润性膀胱癌,大多需要通过根治性膀胱切除术治疗,术后总体 5 年和 10 年生存率约为 66%和 43%,当然肿瘤侵犯膀胱外或者有淋巴结转移的患者生存结果相对更差一些。而对于晚期无法进行手术或已经存在远处转移的膀胱癌患者,肿瘤已经无法治愈,接受化疗、免疫治疗后仅可控制肿瘤进展、改善症状,总体生存结果要远差于早期患者,生存时间与转移情况和患者一般情况相关,差异较大。

Q: 膀胱癌会遗传吗?

就目前证据来看,家族史似乎影响不大,遗传的相关因素似乎可以通过其对其他危险因素的易感性来影响膀胱癌的发病率,膀胱癌一般与吸烟或者接触性化工原料相关,目前来看与遗传的相关性比较小。

Q: 膀胱癌会传染吗?

不会,膀胱癌不是传染病,肿瘤细胞不会通过传染而转移给其他人。

Q: 患膀胱癌后能生育吗?

膀胱是人体存储和排出尿液的器官,而与生育有关的器官男性是睾丸、附睾或者前列腺、精囊等器官,女性是子宫、卵巢等器官,所以膀胱癌早期,病变只局限在膀胱内,不累及生殖系统,手术也可以保留膀胱,不会影响生育。但如果膀胱癌发展到中晚期,需要接受根治性膀胱切除术,男性患者就需要切除前列腺和精囊腺,女性患者可能会需要切除子宫甚至阴道,这样就会影响生育了。

Q: 膀胱癌对性生活有影响吗?

膀胱与男性或女性的性功能没有关系,早期膀胱癌仅发生在膀胱内,不累及生殖系统,手术也不需要切除膀胱和生殖器官,一般不影响性生活。但是对于中晚期的膀胱癌,病变可能侵犯生殖系统,比如男性的前列腺或者女性的子宫、阴道,或者治疗需要切除膀胱和男性的前列腺和精囊或者女性的子宫甚至阴道,就会影响性生活。

Q: 长期憋尿会导致膀胱癌吗?

长期憋尿可能会造成尿路感染或膀胱功能紊乱,从而出现尿频、尿急等症状。但是,憋尿与膀胱癌没有直接关系,导致膀胱癌的主要危险因素是吸烟或者化学用品里的苯胺类物质，因此憋尿与膀胱癌的发生没有直接关系。

Q: 怎样才能预防膀胱癌？

膀胱癌的主要危险因素包括吸烟和化工原料的长期接触。针对以上危险因素，预防主要是避免吸烟或尽早戒烟。同时，尽量避免接触化工原料，比如苯胺类的化学产品，或者在特定工作中注意职业防护，可以有效预防膀胱癌。其他一些少见的情况，比如膀胱结石合并慢性膀胱炎也会增加膀胱鳞癌的发病风险，当发现膀胱结石时应尽早治疗来预防膀胱鳞癌。

Q: 膀胱癌容易发生转移吗？

膀胱癌与所有恶性肿瘤一样，如果不早期诊断或及时治疗，都存在转移的风险。但是膀胱癌主要发生在膀胱内，一般以膀胱内生长为主，随着肿瘤逐渐增大，才会发展到膀胱壁深层甚至膀胱外相邻的脏器，比如腹膜、腹腔内器官、骨盆、男性的前列腺、女性的子宫及阴道等。更晚期的膀胱癌会通过淋巴或血行播散转移到全身其他部位，如盆腔内淋巴结或更远处的淋巴结转移，肝、肺、骨甚至脑转移。所以每年应该常规查体，发生无痛肉眼血尿应尽早到正规医院的泌尿外科就诊，如果患有膀胱癌尽量早发现、早治疗，这样就可以最大限度降低肿瘤转移的情况。

Q: 膀胱癌一般会转移到什么部位？

膀胱癌的转移有两种途径：①通过淋巴转移，可以转移到盆腔内或更远处比如腹腔或腹膜后的淋巴结。②通过血行转移，相对常见的是肺部或者肝脏的远处转移，也可以发生骨转移，极少数的也会发生颅骨甚至脑转移。

Q: 怎么判断膀胱癌发生了转移？

一般通过超声、X 线、CT、磁共振（MRI）、核素等影像学检查来判断是否发生转移。腹部超声可以发现显著的肝转移，胸部 X 线可以发现比较严重的肺转移，但一般还是通过胸腹部及盆腔的 CT 或者腹部盆腔的 MRI 来发现比较早期的淋巴结或者脏器转移。骨扫描可以在有骨痛症状时发现全身的骨骼是否有骨转移。当 CT 或者磁共振无法明确某些病灶是否为膀胱癌转移时，一些新的核素检查比如 PET-CT 可以帮助我们判断全身是否有转移的病灶及这些病灶的性质。

Q: 怀疑膀胱癌要做哪些检查？

一般可以通过憋尿后的膀胱 B 超初步筛查膀胱肿瘤，当超声发现膀胱肿瘤时，大概率是膀胱癌，膀胱的良性肿瘤相对少见，可进一步完善泌尿系统增强 CT 来明确膀胱癌的部位、生长深度，以及有无膀胱癌的侵犯和淋巴结转移、是否存在肾盂及输尿管癌，泌尿系统增强 CT 可以同时明确肾盂、输尿管的情况。膀胱内尿液的一些肿瘤相关检查，比如尿找肿瘤细胞或尿液的一些肿瘤标志物也可以一定程度结合其他检查协助膀胱癌的诊断。

最终膀胱癌是通过膀胱镜下的肿瘤活检病理确诊。

Q: 怀疑膀胱癌应该就诊于哪个科室？

膀胱癌属于泌尿系统疾病，后续需要接受一系列有创的检查和外科治疗，比如膀胱镜检查、经尿道膀胱肿瘤切除、膀胱根治性切除等，所以需要去泌尿外科就诊。对于晚期膀胱癌患者还需要接受全身药物治疗，大多数医院由泌尿外科专家来治疗，也有的医院会由与泌尿专业相关的肿瘤内科专家来治疗。

Q: 膀胱癌手术前应做哪些检查？

进行膀胱癌手术前，首先需要通过泌尿系统超声明确膀胱癌的总体情况，比如肿瘤的位置及大小、有无肾盂输尿管肿瘤；可以进一步完善泌尿系统增强 CT 以明确肿瘤生长深度、膀胱外组织或器官有无受侵、有无淋巴结转移、肾盂输尿管有无并发的肿瘤。在明确肿瘤情况准备接受手术时，还需要明确患者的一般情况及有无手术的禁忌证，常规检查包括血常规、生化、凝血功能、尿常规、心电图等检查，如果有其他严重基础疾病，还需要完善基础病的相关检查。

Q: 泌尿系统 B 超检查没问题，能排除膀胱癌吗？

泌尿系统 B 超一般可以发现 0.5 cm 以上的膀胱肿瘤，所以对于较大的肿瘤，B 超一般都能发现。但是对于较小的、表浅的及扁平状的肿瘤，B 超则无法发现。对于一些特殊部位的肿瘤，比如膀胱开口部位的肿瘤与前列腺相连接，有时易被误诊为前列腺增生突入膀胱。有些膀胱肿瘤生长时间较长，表面形成结石后在超声下可能被误诊为膀胱结石。因此 B 超没有明确提示膀胱癌时，也不能完全除外膀胱癌的诊断。

Q: 如何通过膀胱镜诊断膀胱癌？

可以在膀胱镜直视下观察膀胱内情况，明确观察到膀胱内有无肿瘤，如果发现肿瘤，可以取活检通过病理明确诊断。但也存在膀胱硬镜下某些盲区无法观察到，需要结合超声、CT 或者膀胱软镜来诊断。同时一些扁平状肿瘤比如膀胱原位癌，在膀胱镜下不易与普通的炎症区别，甚至在普通膀胱镜下完全不可见，需要特殊膀胱镜比如荧光膀胱镜等诊断，同时需要结合尿找肿瘤细胞综合诊断，如果膀胱镜下未发现明确肿瘤但尿找肿瘤细胞阳性，需要警惕膀胱原位癌的可能，必要时需要膀胱内随机活检甚至全面活检除外膀胱原位癌。

Q: 膀胱镜检查难受吗？

膀胱镜检查是通过尿道置入硬性或者软性膀胱镜完成的操作，膀胱硬镜直径为 8 ~ 9 mm，而且是金属的，所以操作过程对尿道肯定会有一定的挤压，尤其是男性，因为尿道比较长，在局部麻醉下操作过程会更容易产生疼痛和不适，所以在很多医院已经逐渐开展无痛膀胱镜检查，从而缓解检查过程中的疼痛。膀胱软镜的不适感会明显减轻一些，但对尿道也会有不同程度的刺激。

Q: 膀胱镜检查怎么做?

膀胱镜是经过尿道口置入一个带有观察镜头的金属操作器械，通过全长的尿道后进入到膀胱，向膀胱内注入无菌生理盐水来观察膀胱内的情况，还可以通过操作器械进行活检或者肿瘤切除的操作。

Q: CT 可以检查出来膀胱癌吗?

CT 可以发现膀胱内的新生物，如果是增强 CT 还可以初步判断是否为恶性肿瘤，但是对于较小的表浅肿瘤或者扁平状肿瘤如膀胱原位癌等，CT 无法诊断，需要结合尿找瘤细胞及膀胱镜检查、活检来明确诊断。

Q: 膀胱癌 CT 检查前为什么要憋尿?

适度憋尿让膀胱充盈后可以更加充分地显示膀胱内病变的情况，可以提高 CT 对膀胱的辨识度，从而更精准地发现膀胱肿瘤。

Q: 膀胱癌患者需要做磁共振检查吗?

一般泌尿系统 CT 就足够发现和诊断膀胱肿瘤，并且可以同时明确肾盂输尿管肿瘤的有无，因此在临床工作中应用最广泛。大家常说的核磁共振正确的名称应该是磁共振，英文缩写为 MRI 或者 MR，磁共振并没有任何与核相关的辐射，因此也是非常安全的无辐射的影像学检查。但在判断膀胱癌在膀胱壁内的生长深度方面磁共振拥有一定优势，磁共振可以更加准确地明确膀胱癌是否浸润到膀胱壁的肌层，针对肿瘤较大、血运丰富、无法通过膀胱镜下切除明确肿瘤深度的病变更有意义，从而指导后续的治疗方案。再有一个优势就是，对于 CT 造影剂过敏或者肾功能不全不适合做增强 CT 的患者，也可以通过增强磁共振或者多参数平扫磁共振获取远多于平扫 CT 所提供的膀胱癌信息。

Q: 血尿说明患者处于膀胱癌晚期吗？

血尿是膀胱癌患者比较常见的临床症状，无论是早期或者晚期的膀胱癌患者，都有可能出现肉眼血尿，并不能完全以血尿及程度来判断膀胱癌的分期。

Q: 膀胱癌手术后复查项目有哪些？

膀胱癌患者接受的手术简单说包括两大类：一是保留膀胱的手术，比如膀胱镜下切除或者膀胱部分切除术；再就是根治性膀胱切除术，在膀胱切除后根据患者的不同情况会选择不同的尿流改道方式。对于保留膀胱的膀胱癌患者，应该定期复查膀胱镜、尿找肿瘤细胞，超声或者 CT 都不能替代膀胱镜的复查，因为这些影像学检查都不能发现早期复发的肿瘤，尿找肿瘤细胞可以帮助发现膀胱镜下不可见的早期肿瘤和扁平状肿瘤如膀胱原位癌。对于高危的膀胱癌患者，即肿瘤多发、肿瘤较大、恶性度更高、生长深度更深的患者，还需要定期复查泌尿系统超声、泌尿系统增强 CT 或者泌尿系统磁共振水成像以明确肾盂输尿管是否生长了尿路上皮癌。至于各种检查的复查频率和维持时间需要结合患者肿瘤的风险程度综合判断。对于切除膀胱的患者，术后需要定期复查胸腹部及盆腔 CT 明确有无盆腔局部的复发、常见部位如肝、肺的转移，对于有骨痛的患者需要完善全身骨扫描明确有无骨转移。对于进行回肠膀胱术和回肠原位新膀胱术的患者，还需要定期进行生化检查明确患者有无肠道吸收尿液后所致的异常指标，同时要通过 CT 观察有无肾积水等尿路重建相关的并发症。

Q: 膀胱癌可以根治吗？

膀胱癌可根据生长深度分为两类：一类是未生长到膀胱壁肌层的非肌层浸润性膀胱癌，这些患者大多可以通过保留膀胱的方式达到根治肿瘤的目的，比如通过膀胱镜下切除或膀胱部分切除。对于肿瘤风险较高的患者，为了降低肿瘤复发和进展的风险，还需要辅助以膀胱灌注化疗或者膀胱灌注卡介苗治疗。还有一类是肿瘤生长到膀胱壁的肌层或更深部位，也就是肌层浸润性膀胱癌，这类患者大多需要通过根治性切除膀胱的方式来治疗，对于没有转移的患者有可能达到根治的效果。为了增加达到根治目的的机会、降低术后复发转移的风险、延长患者的生存期，这些肌层浸润性膀胱癌患者如果身体条件允许，可以在根治性手术前接受全身化疗，也就是新辅助化疗，对于没有做新辅助化疗的患者如果术后病理提示风险比较高，也可以在术后身体恢复后再接受全身化疗，也就是术后的辅助化疗。但是对于术前已经发现远处转移的膀胱癌患者，理论上来说无法达到治愈肿瘤的目的，只能通过手术联合全身治疗的综合治疗方式来控制肿瘤。

Q: 如何治疗膀胱癌？

膀胱癌治疗方式有很多种，根据不同的病理类型、恶性程度、肿瘤分期、肿瘤的综合风险分层来选择不同的方式。外科治疗方式包括膀胱镜下肿瘤切除、膀胱部分切除、根治性膀胱切除术等，放疗也是可选择的膀胱局部治疗，全身治疗方式包括化疗、免疫治疗、抗体偶联药物及靶向药物治疗等。有时往往需要局部治疗联合全身药物治疗的综合治疗方法。

Q: 浅表性膀胱癌怎么治疗？

浅表性的膀胱癌是一个比较笼统的概念，一般指肿瘤生长深度未达到膀胱壁肌层的肿瘤，也就是所谓的非肌层浸润性膀胱癌，大部分这类患者都不需要切除膀胱，可以通过膀胱镜下切除或者膀胱部分切除来治疗。由于这类膀胱癌根据肿瘤的恶性程度、生长深度、初次发现还是复发的肿瘤、肿瘤的数目及位置等并不相同，所以肿瘤的风险程度完全不同，选择的手术方式、术后辅助治疗方式和复查的方式和频率都不相同，所以在专业领域往往不这样去简单地描述这类所谓浅表性的膀胱癌，因为简单的"浅表"这两个字并不能完全描述清楚膀胱癌的特点，自然无法明确如何去选择治疗的方案。简单来说，这类患者可在经尿道膀胱镜下通过电切或者激光的方式切除肿瘤，不适合或者不能通过膀胱镜切除的肿瘤可以选择膀胱部分切除术。对于肿瘤风险更高的患者，保留膀胱的手术治疗后需要再辅助膀胱内灌注化疗药物或者卡介苗进行治疗。

Q: 膀胱癌治疗必须要切除膀胱吗？

对于初次诊断、早期、浅表性、范围比较局限的膀胱癌可以通过不切除膀胱的方式治疗，只需要切除肿瘤即可。但是对于肿瘤侵犯膀胱壁肌层的膀胱癌，以及多次复发、多发、范围广泛的表浅膀胱癌，就需要切除膀胱才能达到治愈肿瘤的目的。而对于已经存在远处转移的膀胱癌患者，切除膀胱不能达到治愈肿瘤的目的，一般不进行切除膀胱的手术，但当膀胱肿瘤出血严重或者尿路刺激症状明显，严重威胁患者健康生命或者生活质量时，也需要切除膀胱达到改善症状的目的。

Q: 膀胱癌手术的方式有哪些？

膀胱癌的手术方式包括经尿道膀胱镜切除术（包括电切和激光切除）、膀胱部分切除术、根治性膀胱切除＋尿流改道术，常用的尿流改道方式包括输尿管皮肤造口术、回肠膀胱术、回肠原位新膀胱术。

Q: 膀胱癌手术可以只切除肿瘤吗？

可以，对于大部分浅表性膀胱肿瘤，也就是肿瘤生长深度未达到膀胱壁肌层、范围比较局限的肿瘤，可以只切除膀胱肿瘤。

Q: 膀胱癌术后需要放疗、化疗吗？

膀胱癌患者的化疗包括膀胱灌注化疗和全身静脉化疗。对于非肌层浸润性膀胱癌也就是所谓的表浅性膀胱癌，术后可以根据不同的肿瘤风险进行不同周期的膀胱灌注化疗。对于需要切除膀胱的肌层浸润性膀胱癌患者，在身体可以耐受的情况下，需要进行术前的新辅助化疗或者术后的辅助化疗。对于已经发生转移的晚期膀胱癌患者，需要进行全身静脉化疗。一般能够接受手术治疗的患者不需要进行膀胱肿瘤的放疗，但是对于身体条件不适合切除膀胱的患者、应该切除但不同意切除膀胱的患者，可以考虑接受膀胱的局部放疗，有些特定患者也可以考虑通过同期放疗、化疗来达到保留膀胱的目的。

Q: 膀胱癌切除后还会发生转移吗？

膀胱癌患者接受根治性膀胱切除术后，仍然存在术后复发或者转移的可能，尤其是术后病理证实淋巴结已经发生了转移的患者，虽然已经切除了膀胱，肿瘤细胞仍有可能通过淋巴系统或血液播散。所以针对肌层浸润性膀胱癌患者，可以考虑术前或术后进行全身化疗来降低术后肿瘤复发和转移的风险。

Q: 膀胱癌转移到局部淋巴怎么治疗？

常规根治性膀胱切除术会进行盆腔淋巴结清扫，来通过病理明确是否存在淋巴结转移并进行治疗。针对有盆腔淋巴结转移的患者，如果能够耐受化疗，术前或者术后可以考虑接受全身化疗来降低肿瘤复发转移的风险。

Q: 膀胱肿瘤切除术后复发率高吗？

膀胱癌在膀胱镜切除肿瘤后复发风险比较高，所以应该综合考虑膀胱癌的肿瘤特点后，明确每个患者的肿瘤风险分层，选择有针对性的复查方案和术后膀胱灌注辅助治疗，来达到降低复发和进展的风险、尽早发现复发并及时治疗的目的。

Q: 膀胱全切除术后患者怎么排尿？

根治性膀胱切除术后，因为患者的膀胱已经被切除，原来储存和排出尿液的膀胱被切除了，就面临双侧肾脏的尿液如何排出体外的问题。一般比较常见的尿流改道术总体分为不可控和可控两种方式。不可控的尿流改道方式包括输尿管皮肤造口和回肠通道两种方式，这两种方式都不能像切除膀胱前一样自主控制排尿，仅仅是尿液排出的通道，需要在体表粘贴造口袋收集尿液。可控的尿流改道方式目前最常用的就是回肠原位新膀胱，利用一段回肠做成一个新膀胱放置在原来膀胱的位置，与尿道和双侧输尿管进行吻合，发挥类似于原来膀胱的作用，这类患者可以在一定程度上自主控制排尿，仍通过尿道进行排尿。但并不是所有膀胱癌患者都适合这种回肠新膀胱的手术方式，而且回肠做的新膀胱并不具备原来膀胱一样的自主控制收缩功能，所以并不能完全达到原来膀胱的全部功能。

Q: 膀胱癌手术后如何预防复发转移？

首先需要在术前充分了解膀胱癌情况，明确膀胱癌综合情况及肿瘤的风险分层，明确适合每一个膀胱癌患者的治疗方式。可以保留膀胱的患者，术后需要根据肿瘤的不同危险程度，选择膀胱灌注化疗或膀胱灌注卡介苗治疗来降低肿瘤复发和进展的风险。切除膀胱的患者，如果是肌层浸润性膀胱癌患者可以通过术前的新辅助化疗或术后的辅助化疗来降低肿瘤的复发转移风险。所有膀胱癌患者术后都需要定期复查，及时发现疾病的复发或进展，尽早进行治疗。吸烟的患者应立即戒烟，足够长时间戒烟也可以达到降低肿瘤复发进展的目的。

Q: 膀胱肿瘤切除后多久可以运动？

经尿道膀胱肿瘤切除术体表没有手术切口，创面仅局限在膀胱内，一般不影响正常活动，膀胱内创面的愈合时间根据个体差异会有所差别，大部分患者会在术后 1 ~ 2 周愈合。在膀胱内创面完全愈合前应避免过度憋尿，防止因牵拉创面而增加出血风险，身体活动没有特别限制，但应尽量避免在术后 2 周内进行剧烈的运动。

Q: 膀胱癌患者可以做哪些运动？

膀胱癌患者的运动没有特殊限制，生活中的一般活动都不受限制，但是术后 2 周内应避免过度憋尿，只要是身体所能承受的运动都可以进行。

Q: 膀胱癌患者饮食要注意什么？

膀胱癌患者的饮食没有特殊限制，应注意营养均衡，术后早期避免进食辛辣刺激的食物，并且保证足够的液体摄入，减少排尿刺激等不适症状。

Q: 根治性膀胱切除手术后多久可以正常工作?

　　根治性膀胱切除术创面较大,麻醉和手术对全身各系统损害较大,术后一般需要较长时间恢复,如需利用回肠进行回肠通道或原位新膀胱术,术后需经5～7天甚至更长时间恢复正常饮食,一般手术后1～3个月才能逐渐恢复体力,在此期间,应该以休养为主。